Nada Brahma – Kraftquelle Stimme

Urkraft, Quelle

Maya, Schleier des Vergessens

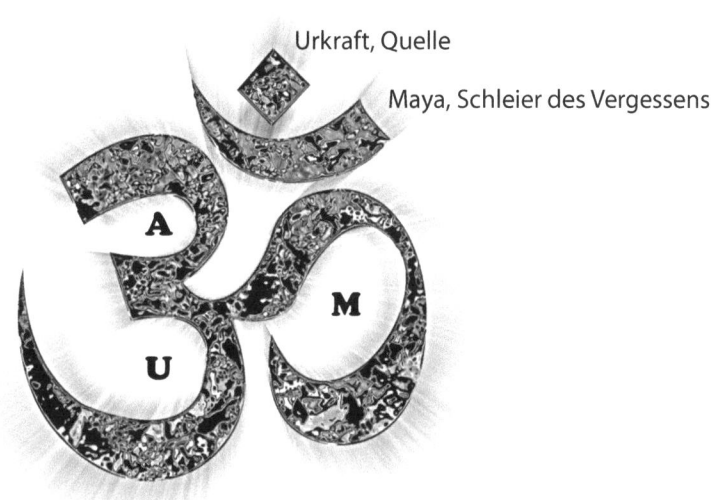

Der Weg zur Quelle:
BrahmA: Erschaffen
VishnU: Erhalten
ShivaM: Auflösen

(Nada Brahma Stimmanalyse®)

Bibliografische Information der Deutschen Nationalbibliothek:
Die Deutsche Nationalbibliothek verzeichnet diese Publikation
in der Deutschen Nationalbibliografie; detaillierte bibliografische
Daten sind im Internet über http://dnb.dnb.de abrufbar.

Nada Brahma – Kraftquelle Stimme
Autorin und Urheberin: Silvia Wessely
Auflage: Jänner 2019
Lektorat: Sabine de Ain
Kreative Unterstützung von www.abfalter.eu
Projektarbeit von: Menschen wachsen, Verein für Persönlichkeitsentwicklung und -entfaltung,
Schlossweg 1C/6, 8291 Burgau
© 2019 – alle Rechte vorbehalten

© 2019 Silvia Wessely
Herstellung und Verlag:
BoD – Books on Demand, Norderstedt
ISBN: 9783748172239

Inhaltsverzeichnis

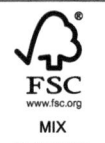

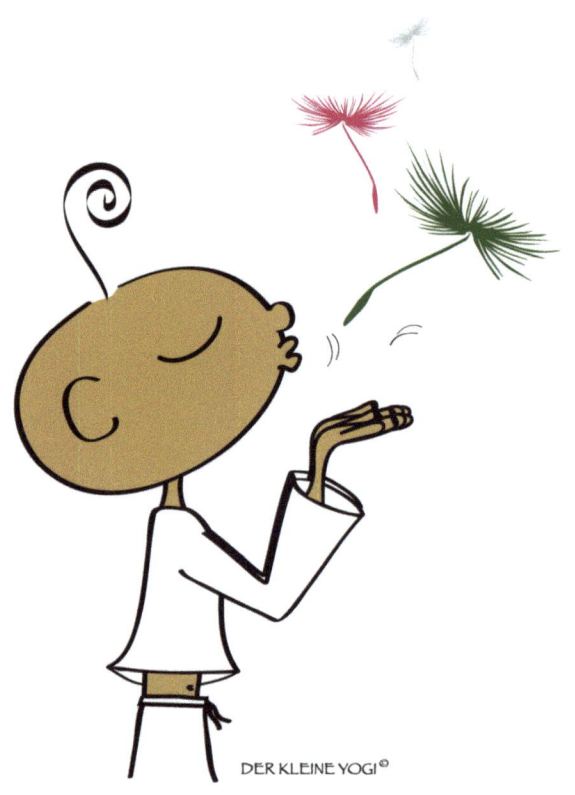

DER KLEINE YOGI©

Vorwort

Achtung – der Inhalt dieses Buches könnte als Nebenwirkung chronische Potenzialentfaltung und wiederkehrende Glücksgefühle auslösen.

Schon in sehr frühen Jahren war die Musik immer mein Wegbegleiter. Und ich fand mit ihr und der Natur, vor allem in Verbindung mit meinen Reisen, natürliche Wege zu meinem wahren Sein. Mit Yoga öffnete sich später ein zusätzlicher wertvoller Zugang zu meinem Inneren, und ich fand im Jahre 2009 dadurch sogar zu meiner Berufung, dem Zeichnen: „Der kleine Yogi ®" war geboren.

Im Zuge meines Yogaweges lernte ich u.a. die Wichtigkeit der Atmung und des Tönens (das im eigenen Atemrhythmus absichtslose Freigeben von einfachen Vokalen oder Silben des Tones/der Töne, die gerade in dir sind). Anfangs mit großer Scheu und Überwindung verbunden, erinnere ich mich noch sehr gut an die sich beim Üben unmittelbar einstellende, wohltuende und befreiende Wirkung.

Die in dem Buch vorliegende Methode zur Lösung von Energieblockaden ist meines Erachtens eine sehr wertvolle, einfache und effektive Möglichkeit zur Persönlichkeits-entwicklung, und ich möchte Silvia Wessely herzlichst zu ihrem wahrlich „stimmigen" Werk gratulieren. Es ist ihr gelungen, den Bogen vom uralten vedischen hin zu bodenständigem Wissen zu spannen und sie gibt ihre wertvollen Erkenntnisse in erfrischender Art und Weise leicht verständlich an ihre LeserInnen weiter.

Ich wünsche dir viel Freude mit dem Buch und – wie es der kleine Yogi ausdrückt – eine superduperphänomenale und megamäßig schöne Zeit.

Barbara Liera Schauer und
Der kleine Yogi

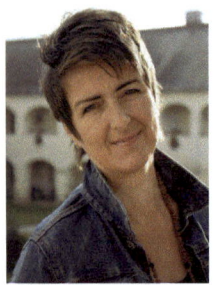

Silvia Wessely

Nada Brahma - Kraftquelle Stimme!

In deinem Stimmklang schwingt deine ganze Persönlichkeit mit. Deine Emotionen und deine Gefühlsregungen werden über die Stimme transportiert. Deine Stimme ist das Persönlichste deiner Person!

Alle Ängste und Blockaden, die sich in dir sammeln und gesammelt haben, blockieren dein Leben, beeinflussen und verändern auch deine Stimmlage. Sie wird zittrig und leise, du bekommst keinen Ton heraus, hast den berühmten Kloß im Hals. Bist du in deiner Kraft, hast du auch eine kraftvolle Stimme.

Deine Stimme führt dich in deine tiefsten Sphären, mit ihr als Trainingspartner kommst du zu einem Leben in Leichtigkeit und Selbstbestimmung. Nütze deine Kraftquelle, deine Stimme!
Wie, erfährst du in diesem Buch… Viel Freude! Silvia Wessely

Mein Leben auf der Rolltreppe!

Im Jahr 2005 habe ich für mich folgendes entschieden:
Meine Leben ist leicht und alles fliegt mir zu!

Ich hatte dieses Zitat, mein persönlich kreiertes Zitat, einer Freundin präsentiert. Sie meinte: „Naja, dann fliegt dir alles zu - auch die schlechten Dinge!" Ich war erstaunt, denn an so etwas hatte ich im Traum nicht gedacht. Ich stellte mein Zitat nicht in Frage. Für mich war die „Alice im Wunderland" – Theorie klar! Ich hatte eine Entscheidung getroffen: „Von nun an ist mein Leben leicht!" Im Jahr zuvor gab es einen großen Verlust in meinem Leben. Schwere, Traurigkeit, Mühseligkeit, Disharmonie, Ängste - das volle Programm!
Und ich hatte genug davon.

Ich habe mich für "leicht und einfach" entschieden. „Das Leben muss kein Kampf sein, aber so manch einer kämpft halt lieber!"

Tief in mir spürte ich schon damals eine Kraft, die zur Wirkung kommt, wenn ich im FLOW bin. Es ist wie auf einer Rolltreppe, diese Schwingung bringt mich vorwärts. Stufe für Stufe geht es mit Leichtigkeit, immer weiter und weiter.

Fällt mir etwas schwer, ist es anstrengend und energieraubend, dann bin ich nicht auf der Rolltreppe. Ich habe erkannt: „Nur wenn meine Lebensumstände, meine Beziehungen, mein Beruf usw. mir leicht fallen, bin ich auf dem, für mich, richtigen Weg!"

Meine Suche nach dem perfekten Equipment zum Aufbau der Leichtigkeit in meinem Leben begann! 2010 sollte es dann soweit sein. Ich fand meinen ur-eigenen Stimmklang, mein Werkzeug um den FLOW in Gang zu halten. Ich habe meinen eigenen Ton bestimmen lassen. Es klappte nicht sofort, mein eigener Grundton war von einem andern Ton überlagert. Ich war total verstimmt. Ich brauchte drei Stimmanalysen bis sich mein Grundton zeigte. Heute weiß ich, ich bin ein Ton „F" Mensch. Diese Menschen, also auch ich, sind sehr zurückhaltend und ziehen sich in ihr Schneckenhaus zurück, wenn sie verstimmt sind. Sie neigen zur Dramaqueen und können sich ganz schön das Leben schwer machen. Sie werden immer kraftloser und lassen sich im Dunst des Umfelds treiben. Ohne eigene Meinung, die Bedürfnisse der anderen zu den eigenen machend. Die Gefahr sich selbst zu verlieren ist groß. Ein Dominanter Ton, bei mir war es das „A", stülpt sich über das Wesen von „F". Ja, jeder Ton der Tonleiter hat einen eigenen Charakter oder Persönlichkeit, die mit dem wahren SEIN des Menschen übereinstimmt. Dazu komme ich noch später - sehr ausführlich!

Nach vielen Ausbildungen und Workshops folgte die Ausbildung zur Nada Brahma Stimmanalytikerin. Ich war von dem Thema, der ganzen indischen Musiktherapie und der Leichtigkeit infiziert. Ich hatte es gefunden! Das Werkzeug um meinen FLOW im Gange zu halten! Heute nenne ich es „emotionale Stabilität". Denn die unbändige Aktivierung von Emotionen im Körper ist für die Schwere im Leben verantwortlich. Also dann, wenn dich im Außen etwas ärgert und die Wut, die Eifersucht und was auch immer hochsteigen. Doch: „Ich lasse mir mein Leben nicht mehr von meinen unbewussten Emotionen diktieren!"
Das heißt also: Die emotionale Stabilität sorgt für meinen anhaltenden Flow. Das bedeutet, dass mich negative Emotionen und Ängste aller Art aus der Vergangenheit nicht belasten, mich nicht blockieren. Und nur so habe ich zu dem Leben gefunden, das ich heute führe. Mich ganz bewusst von allem getrennt, dass nicht mehr stimmig war. Es haben sich auch viele von mir getrennt, weil ich nicht mehr stimmig war. So ist eine Menge Platz entstanden, Platz für neue stimmige Menschen und Erlebnisse in meinem Leben.

Die Zeit der Verluste war trotzdem nicht sehr angenehm. Es war eine ziemlich düstere, einsame, aber auch äußerst wertvolle Zeit!

Jetzt bin ich endlich da, wo ich hingehöre. Mein Alltag fühlt sich wie Urlaub an. Die Natur nutze ich als Energietankstelle, und ich habe eine große Freude im Umgang mit Tieren. An kalten Wintertagen versinke ich gerne mal in den alten Schinken mit Audrey Hepburn und Doris Day, auch Jane-

Austen-Verfilmungen und die modernen Hollywood-Klassiker mag ich sehr. Ich lebe in einer Urlaubsregion in der Steiermark. Von hier aus plane ich meine Workshops und Seminare in Österreich, Deutschland und auch am Meer. Ich möchte die Menschen mit meiner Leichtigkeit anstecken und ihnen zeigen, wie ich sie über meine Stimme in mein Leben geholt habe.

Deine Stimme trägst du 24 Stunden am Tag mit dir herum. Nutze sie für dich. Es ist so wunderbar einfach!

**Willst du deine Stimmung oder
deinen geistigen Zustand ändern,
so ändere deine Schwingung.**

(Kybalion)

Deine Stimme, deine Kraftquelle!

In der Regel verwenden wir Werkzeuge für den Zweck, für den sie geschaffen wurden. Mit einem Akku-Bohrer wird kein Holz gehackt, deine Suppe isst du mit einem Löffel und mit einer Heugabel schaufelst du keinen Sand.

Meist gibt man ziemlich viel Geld für Werkzeug aus - deswegen passt man gut darauf auf.

Dein Körper hat die tollsten Werkzeuge überhaupt für dich. Aber, wenn hier etwas wegen falscher Handhabe kaputt geht, kostet dich das richtig viel - und zwar nicht nur Geld! Schmerzen, Unbeweglichkeit, Hilflosigkeit, Abhängigkeit von Ärzten oder Medikamenten und vieles mehr.

Die Natur macht gar nichts umsonst. Alles ist gut durchdacht. In der Natur gibt es keine unnötigen Tools. Dein Körper ist ein Teil der Natur und er hat eine Menge hilfreicher Werkzeuge an sich und in sich. Wozu sind also deine Hände? Für Ringe, Uhren und Nagellack? Handeln kommt von Hand. Viele Menschen sehen anderen lieber beim Handeln zu. Sie hocken auf der Couch und ziehen sich Soaps rein! Und TV- Soaps vermitteln keine hochfrequenten Energien, die einen beflügeln, und sie geben auch keine positiven Impulse für das eigene Leben.

Wozu haben wir eine Stimme - warum können wir klingen, pfeifen, singen, tönen und sprechen? Verletzt sich z.B. ein Kind und weint, hebt es die Mutter hoch und summt um das Kind zu beruhigen.
Kinder schwingen bis zur Pubertät im Grundton der Mutter.

Tratschen und quatschen - ach bitte - deine Stimme kann viel mehr. Sie kann deine Lebensqualität steigern, sie hält den Flow am Laufen, sie ist die Verbindung zu deiner Kraftquelle. Jeder Mensch ist eine Schatztruhe an Werkzeugen, die bei richtiger Pflege lebenslang im Einsatz sind und zwar kostenfrei. Für wen? Ja für dich und diese Kraft in dir. Da gibt es eine Kraft in dir, die für all die lebenswichtigen Abläufe in deinem Körper sorgt, damit dein System funktioniert!

Atmen, Stoffwechsel, Signalübertragung von Nerven und Muskeln, Fettverbrennung, Kälte/Wärmehaushalt, Immunsystem usw.

Diese Kraft in dir, braucht deine gute Stimmung – deine Hochstimmung!

Der Umgang mit deinen Körper-Werkzeugen, sowie es von Natur aus gedacht war, erhält nicht nur deine Gesundheit, es geht auch um deine gesunden und kraftvollen Lebensumstände.

Was meine ich damit?
Wozu sind also z.B. die Hände da? Es gibt eine Menge Möglichkeiten...
Jeder nach seinem Geschmack. Du kannst Menschen liebkosen oder schlagen, Erdbeeren anpflanzen oder Gift mischen. Putzen, Bügeln, Autos reparieren, Bäume fällen, ... Liebesbriefe schreiben, ... was davon erhellt dein Leben und bringt den Menschen rund um dich Freude? Freude ist das Einzige das nicht weniger wird, wenn man sie verteilt. Freude erhöht deine Stimmung – sie wirkt also direkt auf deine Zellen und informiert dein Immunsystem. Freude bringt dir also auch Gesundheit. Mit deinen Händen kannst du auch Dinge vermehren, herstellen und kreieren. Die Natur liebt die Fülle. Ein Apfelbaum kreiert nicht nur eine Handvoll Äpfel. Ein Apfelbaum geht keine Überforderung ein, um Zwetschken zu produzieren. Er tut das, wofür er bestimmt ist. Er produziert einen Überfluss an Äpfel!

Das Ablehnen der Fülle ist nicht von der Natur vorgegeben!
Ich mag solche Wortspiele, denke gerne über diese Dinge nach…

Der Sinn deiner Haare! Was hat sich die Natur nur dabei gedacht? Das Haar ist für den Wärmeschutz zuständig. Ein gesundes und starkes Kopfhaar schützt vor Kälte. Das Blut kühlt weniger aus und so kann die Temperatur des Körpers besser gehalten werden. Haare färben kommt für mich schon seit ca. 2010 nicht mehr in Frage. Wobei - es gibt ja jetzt auch schon rein pflanzliche Möglichkeiten.

Mit deiner Stimme kannst du schreien, sprechen, singen, schöne Worte formulieren. Die Stimme ist eines deiner wertvollsten Werkzeuge. Mit ihr

transportierst du deine Emotionen und deine Gefühle. Auch deine Organe, deine Gesundheit, deinen Erfolg und andere Menschen kannst du mit deiner Stimme stimulieren, erfreuen oder, ganz im Gegenteil, ihnen die Energie entziehen. Du hörst an der Stimme deines Gegenübers wie sein Befinden ist. Traurig oder euphorisch, wütend oder schmerzverzerrt. Diese Stimmklänge werden durch die in einer Person aktivierte Emotion erzeugt.
Eine für dein Leben nicht förderliche Nutzung des Werkzeugs Stimme sieht so aus:
Menschen anbrüllen, beleidigen, hinter dem Rücken reden, sinnloses Geplapper usw. Dafür wurde dir das Werkzeug Stimme nicht gegeben.
So ein Einsatz bringt dir keine Lebensfreude und keine Lebensfreunde.
Wenn die Stimme stimmt, dann stimmt deine Stimmung. Deine Stimmung ist der Grundbaustein für das Glück in deinem Leben. Glück kommt ursprünglich von gelingen bzw. von geglückt. Streit, üble Nachrede usw. ist nichts, dass etwas gelingen lässt.

Noch einige Beispiele für die Talente deines Körpers:
Dein Herz steht für den uneingeschränkten Raum aller Möglichkeiten. In der Kraft deines Herzens bist du in deinem Tun uneingeschränkt. Deine Lunge atmet die Luft sowie jede noch so schöne Emotion großzügig für dich ein. Die Nieren bewegen dein Wasser in dir. Die Leber ist dein Feuer. Die Milz ist deine Erde. Du musst nicht darüber nachdenken, was deine Organe wann tun sollen. Du musst nur darauf achten, sie gut zu ernähren, sie warm zu halten und nicht zu belasten - mit Alkohol, rauchen, mieser Laune, Verstimmung... Nütze und hilf dieser Kraft in dir. Ich nenne sie meine Seelenkraft. Diese Kraft wirkt in allen Lebensbereichen, für mich!

Lebensbereiche: • Gesundheit
                  • Beruf(ung)
                  • Finanzielle Freiheit
                  • Beziehung
                  • Behausung

Psychisches und physisches Wohlbefinden sind ein wichtiger Teil des Glücks und der Leichtigkeit im Leben.

Bevor du sprichst,
lasse deine Worte durch
drei Tore schreiten.

Sind sie wahr?
Sind sie notwendig?
Sind sie freundlich?

(Dalai Lama)

Deine Stimme als Heilklang.

Am Anfang war der Klang

… so erzählen es die heiligen vedischen Schriften. Damals, vor vielen tausenden Jahren, hörten die Menschen noch immer den Klang der Schöpfung. Auch wenn die Welt schon lange davor erschaffen wurde. Sie lebten in der Natur anstatt in Betonwürfeln. Sie verließen sich auf ihre Intuition und nicht auf WhatsApp, GPS oder die Zwölf-Uhr-Nachrichten. Sie hörten auf die Stimmen in ihrem Inneren, auf ihr Körpergefühl, und sie achteten auf den Stand der Sonne und auf den Mond. Ruhen war wichtiger als Hetzen. Wer das alles heute tut, wird belächelt. Möglicherweise hatten diese Menschen aber dennoch die Nase vorne.

Frequenzen und Klang

Bevor wir hier eintauchen, möchte ich dir etwas ins Bewusstsein rufen! Nämlich: Emotionen sind auch nur Frequenzen! Jede Emotion ist als Frequenz messbar!

In der Natur gibt es viele verschiedene Formen: Menschen, Tiere, Bäume, Blätter, Blumen, Wiesen, Gräser … dünn, dick, abgerundet, bunt, einfärbig, lang, kurz, hoch, glatt, stachelig …
Der Klang beziehungsweise die Frequenz formt jedes einzelne Ding der Flora und Fauna, und so hat jede Pflanze ihre eigene Frequenz, die sie aussendet. Alles, was unverfälscht in der Natur wächst, formt sich nach der jeweiligen Frequenz und diese Frequenz wird auch ausgesendet.

Alexander Lauterwasser leistet mit seinen Forschungen zu diesem Thema einen wertvollen Beitrag. Er liefert uns mit den heutigen technischen Möglichkeiten weitere Beweise. Er fotografiert z.B. schwingende Wassertropfen, Klangfiguren, stehende Wellen... Faszinierend dabei ist, dass das sich in uns zum Schall bewegende Wasser bekannte Formen bildet. So kann man Blumen, Obst, Schneckenhäuser, usw. erkennen. Alles hat seine Schwingung, seine Frequenz. Da wir Menschen ebenfalls Teil der Natur sind und zu ca. 80% aus Wasser bestehen, macht es durchaus Sinn, folgende These genauer zu betrachten: Auch du wirst von Frequenzen (Emotionen) geformt, sendest Frequenzen (Emotionen) aus und beeinflusst damit dein Leben und dein ganzes Umfeld. Deine Stimme ist Klang, und dein Klang ist Frequenz. Deine Stimme kommt aus deinem Innersten, sie wird in deinem Körper erzeugt. Du bist also Frequenz und kannst durch andere Frequenzen (Emotionen) beeinflusst werden. So formen sich alle Lebensumstände in deinem Leben.

Von welchen Frequenzen lässt du dich formen?

Wut, Zorn, Trauer, Freude, Verliebtheit, Euphorie, Dankbarkeit, Erfolg – das alles sind Frequenzen. Die moderne Technik ermöglicht uns, Emotionen in Frequenzen zu messen. Welche Gefühle bestimmen deinen Tag, deinen Monat, dein ganzes Leben?
Wenn eine bestimmte Frequenz ein Gänseblümchen formt, und eine andere eine Lilie, welcher Frequenz erlaubst du es, dich zu formen? Welche Frequenzen wirken aus deinem nahen Umfeld auf dich und beeinflussen die Leichtigkeit in deinem Leben?
Schau dich in deinem Bekanntenkreis einmal um! Die fünf Menschen, mit denen du dich am häufigsten triffst, beeinflussen und formen dich mit. Du bist so etwas wie der Mittelwert dieser fünf Personen.
Oder zieh mal durch die Straßen und beobachte die Gesichter der Menschen! Du wirst erkennen, in welchen Frequenzen die Menschen gerade ihren Tag verbringen.

Nicht umsonst heißt es: „Ab 40 ist man für sein Gesicht selbst verantwortlich". Menschen, die immer und überall die Freude sehen und wenig im Verdruss leben, haben schöne Lachfalten. Die Mundwinkel sind nach oben gerichtet, auch wenn sie gerade nicht lachen, und ihre Augen strahlen. Zyniker, Pessimisten und andere Schwarzmaler haben nun eben auch das passende Gesicht. Ihre Mundwinkel gehen nach unten, die Augen wirken fahl, traurig oder wütend und das überträgt sich auch auf Organe, Körperteile und Systeme im Körper. Leber, Milz, Lunge… mit Mundwinkel nach unten. Die Zellen, die dein Gesicht formen, kommunizieren mit den Zellen, die z.B. deine Lunge bilden usw. Es herrscht ein reges Kommunikations-Konzert in dir.

Programmierte Emotionen aus der Vergangenheit bringen dich aus deiner Mitte und verstimmen dich im Jetzt. Erfahrungen, Ängste und Sorgen, die du von klein auf aus deinem gesamten Umfeld ins „Erwachsenen-Sein" mitgenommen hast, haben dich verformt. Deine ur-eigenen Grundanlagen wurden verschüttet. Deine Grundanlagen, deine Werte, deine Verhaltensweisen und deine Fähigkeiten hast du in deiner Kindheit angepasst oder sie wurden passend gemacht. Diese Programmierungen laufen im Hintergrund ab - unbewusst sozusagen. Du denkst tatsächlich: „Das ist eben so ...". Dein natürlicher und lebenswichtiger Energiefluss zwischen Bauch, Herz und Kopf wurde und wird immer weiter gestört.
Das Herz leidet und schließt seine Pforten. Deine Ideen „aus dem Bauch heraus" werden dann also ohne Herzenergie an den Kopf weitergeleitet.

All das kannst du jetzt ändern!
Zum Glück ist dein Körper ein selbstregulatives System, wenn man ihn lässt oder ihn im besten Falle noch dabei unterstützt. Das bedeutet, wie oben schon erwähnt, dass dein Körper Abläufe selbst steuert, reguliert und dort ausgleicht, wo es nötig ist. Dein System hat jedoch nur einen einzigen Auftrag, und der lautet: Überleben.

In einem einfachen Beispiel erklärt: Fehlen deinen überlebenswichtigen Organen essentielle Stoffe, zieht der Körper diese Stoffe von nicht überlebenswichtigen Teilen in deinem Körper ab. Bei Kalziummangel entzieht der Körper z.B. zuerst deinen Fingernägeln das Kalzium, du bekommst braune, gerillte, graue, ev. gefleckte Fingernägel, die ständig einreißen und vielleicht auch ganz weich sind. Dein System handelt clever: mit kaputten Fingernägeln, schütterem Haar und schuppiger Haut kannst du überleben. Also zieht das System dort die wichtigsten Stoffe ab, wo sie entbehrlich sind, um die Organe am Leben zu erhalten. Diesen Vorgang kann man natürlich ganz bewusst unterstützen z.B. ausreichend Wasser trinken, Obst und Gemüse essen und schwer Verdauliches weglassen. Bewegung in der Natur.

Auch beim Thema Energie kommt uns das sich selbstregulierende System sehr entgegen. Fühlst du dich immer müde, kraftlos und ausgepowert? Möglicherweise hat dein System nicht genug Energie für alles, also für dich und dein Leben, und für dein Herz, deine Lunge, deine Leber usw. Auch der Energiehaushalt muss bestmöglich aufgeteilt werden. Steuerst du Energie von außen bei, z.b. über deine Stimme, über Bewegung, über Meditation, Singen und Tanzen, werden alle gut versorgt sein, und es bleibt sogar noch Energie für dein Leben und deine Aktivitäten übrig.

Ein weiterer Energieräuber ist die Gedankenschleife! Jeder Gedanke an einen Streit, eine andere Person, eine unglückliche Situation usw. braucht Energie. Der Gedanke verbindet dich z.B. mit dieser Person und deine Energie fließt zu ihr. Am Ende des Tages sind deine Energiespeicher leer. Du verteilst deine Lebensenergie an all jene Personen und Situationen, mit denen du eine negative oder belastende Vergangenheit hast.

Behalte deine Gedanken bei dir! Ich mache das mit einem Mantra, das ich im Laufe des Tages immer wieder „innerlich" singe. „Om Namo Bhagavate Vasudevaya" Ich liebe die Version von „Krishna Das". Es funktioniert natürlich auch mit einem deutschen, von dir eigens kreierten Mantra. Oftmals braucht man eine Vorgabe, die man anwendet bis irgendwann der eigene Satz, das eigene Mantra erscheint. Hier ein paar Ideen für dich: „Ich bin wertvoll!" „Ich habe immer viel mehr als genug!" „Ich bin überglücklich!" „Ich habe alles, was ich mir wünsche!"

Die Energie folgt deinem Gedanken! Wenn deine Gedanken den ganzen Tag beim Ärger oder bei anderen Personen oder Situationen verweilen, wer denkt dann an dich? Wer liefert dir deine Energie für ein erfülltes Leben in Leichtigkeit?

Beim Grundton Tönen, einer Technik aus der Nada Brahma Lehre, fügst du dir die Energie hinzu, die dich nährt. Vitalisierende und kraftvolle Lebensenergie, gesunde Energie. Sie fließt selbstständig dorthin, wo es für dich am nötigsten ist. Nach und nach erfüllt sie deinen ganzen Körper, und so kann diese Energie aus deiner eigenen Kraftquelle auch in dein Leben fließen.

Unser System will nicht gesteuert werden. Regulativ bedeutet immer „lernfähig", und so kommen wir zum Thema „Homo Sapiens" - der Lernende, der weise Mensch. Lernen ist ein Lebensthema jedes Menschen. Wer sich dem Lernen verweigert, beraubt sich automatisch seiner Lebensenergie. In deinem Grundton findest du die Frequenzen, die du brauchst, um dich zu entfalten, zu wachsen und um der oder die zu sein, die oder der du wirklich bist.

Eltern wünschen sich immer nur das Beste für ihre Sprösslinge, in den meisten Fällen. So bestimmen sie in bester Absicht, was das Beste für den Sprössling ist. Aus dieser Fremdbestimmung wird mit der Zeit eine handfeste Verstimmung fürs Leben.

Ganz zu Beginn meiner therapeutischen Selbstständigkeit kam eine Mutter mit ihrem Sohn im Teenager-Alter zu mir und sagte so beiläufig: „Irgendwie tickt er nicht richtig!" Sie erklärte mir, dass er gar nicht zum Rest der Familie passe. Unterm Strich war er einfach langsamer als alle anderen in dieser Familie und das war für die Eltern nicht akzeptabel. „Er tickt nicht richtig" war die absolut richtige Erklärung. Für die Mutter war er im falschen Takt, im falschen Rhythmus - sie dachte, so langsam wie er ist, kommt er in dieser Welt nicht zu recht! Seine Verstimmung nahm seinen Lauf, niemand konnte diese Familie im wahrsten Sinn des Wortes bremsen. Es gab für den Jungen ein gutes Ende - wie ich vor ein paar Jahren erfahren habe. Er hat seinen „langsamen" Weg gefunden und ist erfolgreich und glücklich, in seinem entspannten Leben. Vielleicht hat der Rest der Familie letztendlich doch von ihm gelernt!

Erfolgreich und glücklich im Leben wirst du nur im eigenen Rhythmus, in deiner eigenen Schwingung. Und deine Stimme ist die hilfreiche „Homöopathie" dazu. Du trägst deine Stimme den ganzen Tag mit dir herum, kostenfrei könntest du sie 24 Stunden lang einsetzen. Die Homöopathie ist eine Regulationstherapie, genauso wie deine eigene Stimme. Du führst mit deiner Stimme, deinem Grundton in deiner Stimme, eine ganz bestimmte positive Schwingung in dein System, um negative und disharmonische Schwingungen zu minimieren und Schritt für Schritt zu eliminieren.

Musik und Rhythmus finden ihren
Weg zu den geheimsten Plätzen der Seele.

(Platon)

Die Nada Brahma Grundtonlehre

Die Veden gehören zu den ältesten heiligen Schriften. Nada Brahma ist eine Lehre, die daraus entstammt. Es ist Wissen, das seit tausenden von Jahren darauf wartet, wiederentdeckt zu werden. Es will, anerkannt und gewürdigt, Anwendung finden. Es wird höchste Zeit!

Über deine Stimme bist du in der Lage, innere Zufriedenheit zu erlangen, Disharmonien aufzulösen und deine Vitalität und Gesundheit zu fördern. Längst vergessene Talente und Potentiale kommen zum Vorschein. Du erlangst Selbstsicherheit und emotionale Stabilität, hast ein sicheres Auftreten und lebst in deiner authentischen Selbstbestimmung.

Nur jene Menschen, die wissen, was ihnen in die Wiege gelegt wurde, und diese Fähigkeiten auch leben, können ein glückliches und zufriedenes Leben führen. (Arete von Kyrene)

Die Grundtonübung führt dich vom Nabel über dein Herz zur Stirnmitte, wir könnten auch sagen, sie verbindet deinen Bauch mit deinem Herz und deinem Verstand.

Dein Bauch ist ein sehr spiritueller Ort. Der Darm ist das einzige Organ, das ohne Anweisungen aus dem Gehirn überlebt. Es gibt bereits einige Studien dazu. Dein Darm hat ein eigenes Gehirn. Deine Ideen, die „aus dem Bauch heraus" entstehen, sollten den geraden Weg nach oben nehmen. Über dein Herz in den Kopf. Warum? Weil im Herzen die kreative Schöpferkraft sitzt, sowie die Freude und natürlich auch die Liebe. Die mächtigsten Kräfte, die du dir wünschen kannst, um Projekte durchzuziehen oder zu starten. Erst wenn Darm und Herz Kontakt haben, sollte der Verstand seinen Teil dazu beitragen und mit logischer Vorstellungskraft das Projekt in die Wege leiten.

Was macht der Mensch? Er steht morgens auf, hat – im Bad angekommen – eine super Idee. Doch die Idee umgeht das Herz, sie macht einen weiten Bogen darum, und lässt den Verstand sein Urteil abgeben – und noch während des Zähneputzens ist die Idee in Grund und Boden gestampft. Und das ist leider bereits ein Automatismus unserer schnelllebigen Zeit. Es hat niemand mehr Zeit fürs Herz! Mann und Frau krempeln sich lieber die Ärmel auf und gehen den „steinigen Weg". Niemand vertraut mehr auf seine Herzqualitäten. Wenn das Herz mitwirkt, ist man so viel stärker als alleine mit dem bloßen Verstand.

Warum? Weil der Verstand nur aus bereits Erlebtem schöpfen kann. Daher ist es nicht ungewöhnlich, dass sich Gedanken breitmachen wie: „Das haben schon Gescheitere versucht!" „Ich kann das eh wieder nicht!" oder „Wie soll ich das nur schaffen?" Trotz dieser Gedanken machen sich viele Menschen dennoch auf den Weg und scheitern letztendlich, auch nach langer Anstrengung. Denn, wenn der Wille XY will und der Glaube (Verstand) XY nicht will, kann es zu keinem erfreulichen Ergebnis kommen. Mit dem Herzverstand jedoch ziehen alle in dieselbe Richtung. Wenn Wille und Glaube an einem Strang ziehen, gibt es keine Verluste mehr!

Bei der Durchführung neuer Ideen ist dein Verstand ein schlechter Berater. Er kann nicht träumen, hat keine Vorstellungskraft, um Ziele zu erreichen. Er hat nur seinen eigenen Aktenschrank und dort sucht er nach ähnlichen Erlebnissen, die er dir dann als Begründung fürs Nicht-Umsetzen einspielt. In unserer Gesellschaft geht es meist um „schneller – höher – größer", da ist oft keine Zeit das Herz zu fragen. Das sollten wir ändern: Leben, Erfolg, Gesundheit, Karriere, Beziehung… – mit Herz!

Wir haben verlernt, unser Herz mit einzubeziehen. Herz-Kreislauf-Erkrankungen sind in der westlichen Welt an der Tagesordnung. Sie sind ein Aufschrei des Herzens: „Hallo, ich bin auch noch da! Jetzt musst du mich beachten!" Das kann doch nicht die Lösung sein!
Vom Nabel zum Herzen und dann erst zum Verstand – so verbinden wir beim Tönen unsere drei Intelligenzen. Jede für sich hat ihre Aufgabe und ihre Wichtigkeit. Wenn du tönst, spürst du dein Herz wieder, es erwacht, bringt dir Freude und viel Liebe, und dann kannst du alles mit Leichtigkeit erreichen. Aus dem Bauch heraus, durch das Herz genährt und mit dem Verstand stimmungsvoll umgesetzt.

Beim Tönen mit deinem eigenen Grundton reinigst du all deine Emotionen, die aus der Vergangenheit in dir gespeichert sind. Du kommst wieder in deine ureigene Kraft – so wie du ursprünglich von Geburt an „gedacht" warst. Du schaffst Platz und Raum für neue Emotionen und Gefühle, die dich in deinem Leben vorwärts bringen und motivieren (Gelassenheit, Zuversicht, Selbstbewusstsein, Freude, Liebe, Glück, Anerkennung u.v.m.) Dann bist du wirklich authentisch in dem, was du tust. Du setzt alles, was deinem SEIN entspricht, mit Leichtigkeit um. Und dein SEIN kräftigt sich durch die Bauch - Herz - Hirn Intelligenz!

Es gibt viele kleine Regeln, die man lernen muss, damit unser Leben Harmonie und Melodie erhält, aber der Grundton muss Liebe sein.

(Friedrich Max Müller)

Der Nabel deiner Welt - deine Mitte

Nada Brahma bedeutet nichts anderes als „göttlicher Klang" und gehört zu den ältesten Überlieferungen Indiens, zur indischen Musiktherapie.

Die Nada Brahma Lehre misst der Harmonie im Nabelbereich höchste Wichtigkeit zu. Die Grundtonübung, die Dr. Vemu Mukunda aufgrund seiner Forschungen entwickelte, zielt genau auf das Wiederherstellen dieser Harmonie ab. Im Nabelbereich Harmonie herzustellen, ist äußerst sinnvoll. Von hier aus versorgen uns tausende Energiebahnen mit Energie. Mit der Grundtonübung werden der Nabel und andere Körperbereiche wieder in ihren Ursprung, in ihre ursprüngliche Stimmung – also Schwingung – versetzt. Krankheit, Unruhe, Nervosität, Stress, mangelndes Selbstvertrauen, miese Laune, Geldsorgen u.v.m. zeigen immer eine Verstimmung im Bereich des Nabelzentrums an. „Ich bin nicht in meiner Mitte" ist ein dazu passendes und sehr gängiges Statement.

Achte auf den Nabel deiner Welt!

Der Nabel ist dein Ruhepol. Hier beginnt der Strom der über 70.000 Energiebahnen, die den ganzen Körper durchziehen und mit Energie versorgen. Er wird als Sitz der Persönlichkeit und des Selbstvertrauens bezeichnet. Hier ist deine Mitte.

Klang ist Schwingung.

Es gibt keine feste Materie. Im Ursprung ist alles Energie, Frequenz, also Schwingung. Dein Körper ist ein Energiefeld mit einer bestimmten Information. Alles ist Schwingung (Frequenz) und kann daher mit Frequenz beeinflusst werden. Kenne ich meine ureigenen Frequenzen, meinen Grundton, kann ich den „Reset-Knopf" drücken.

Die Erziehung zur Musik ist von
höchster Wichtigkeit, weil Rhythmus und Harmonie
machtvoll in das Innerste der Seele dringen.

(Platon)

Dein Grundton

Dein Grundton ist die Frequenz, in der du schwingst, wenn du in deiner Kraft bist. Sie entsteht im Nabel und du findest sie auf drei weiteren Punkten in deinem Körper: an deinen Füßen, der Stirnmitte und am Scheitel. Sie sind deine Ruhepole, die Kraftorte in dir. Deine Frequenz kann man dank moderner Wissenschaft in eine Farbe umrechnen. Diese Farbe schwingt in deinem Urton, also in deiner Frequenz. Sie ist äußerst nützlich für dich. Streiche die Wände in dieser Farbe und wähle deine Kleidung danach. Viele Menschen erkennen nach der Bestimmung des Grundtones, dass sie diese Ton-Farbe schon sehr oft eingesetzt haben – intuitiv!

Der menschliche Körper als Klangkörper

Im Nada Brahma wird der Körper in drei Oktaven eingeteilt. Die obere Oktave, der psychische Bereich, reicht vom Stirnmittelpunkt bis zum Scheitel. Die mittlere Oktave umfasst den Emotional-Körper vom Nabel bis zur Stirnmitte (drittes Auge), und die untere Oktave von den Fußsohlen bis zum Nabel deckt den physischen Bereich ab. So ergeben sich auch unsere Kopfstimme, Sprechstimme (Emotionalbereich) und die Bassstimme.

Ausschlaggebend im Nada Brahma ist die mittlere Oktave, deine Mitte. In diesem Bereich sammelst und speicherst du alle emotionalen Erlebnisse aus deinem Leben ab. Sorgen, Ängste, Problemmuster, Prägungen, Widerstände usw. Alles wird dort gespeichert und wandert als deine innere Einstellung ins Unterbewusstsein, um dich von dort aus zu lenken und zu leiten, dich hoch- oder niederfrequent schwingend durchs Leben zu führen. Wenn niederfrequent, dann kippst du aus deiner Mitte, Blockaden und Unwohlsein bestimmen deinen Alltag. Diese Emotionen verformen dich, verschütten dein Potential und verstimmen dich, im wahrsten Sinne des Wortes. Du brauchst viel Kraft und Anstrengung, um Erfolg zu haben oder Glück zu empfinden. Wirklich fies daran ist, du bist dir dessen nicht bewusst. Du wirst wahrlich ein anderer, passt dich den Umständen an und verspürst mehr und mehr eine große Sehnsucht in dir. Die Sehnsucht nach deinen ureigenen Potentialen und Talenten. Die Sehnsucht nach deinem eigentlichen Sein, das unbewusst in dir schlummert.

Von Grund auf sind wir zuerst einmal hochschwingende Wesen. Niederschwingende Emotionen sind niemals wirklich deine. „Ich bin halt ein Pechvogel" ist deshalb für mich eine Ausrede, um sich nicht ändern zu müssen. Deine Sehnsucht zeigt dir den Weg. Schon bald bist du wieder ein hochschwingendes Wesen, um hochschwingende Erlebnisse zu genießen.

Du findest alle Töne der Tonleiter in dir, in jeder deiner drei Oktaven (tief, mittel, hoch). In jedem Bereich findest du deinen Grundton wieder, sowie alle anderen Töne, die ihn umschmeicheln und beeinflussen. Drei Oktaven am Körper, aber viermal Grundton, an den Füßen (tief), Nabel (mittel), Stirnmitte (höher) und Scheitel (ganz hoher Ton). Es würde auch folgende Definition passen: träge, mittel, schneller, ganz schnell. Dein Grundton ist die Grundstruktur, und dein ureigener (Stimm-)Klang ist die Aneinanderreihung von Tönen.

Jeder Ton ist fest mit Emotionen verbunden. So ist es möglich, dass dich ein Lied berührt, dich zum Weinen bringt oder in dir große Freude aufkommt und du weißt gar nicht warum. Das Lied schwingt in einer bestimmten Frequenz, die bei dir bestimmte Energiepunkte, also Emotionen – d.h. Frequenzen, anstößt. Ein Geruch, eine Situation, eine Berührung, ein Musikstück – all das kann eine bestimmte Schwingung in dir auslösen. Je nachdem, welche emotionalen Eindrücke du abgespeichert hast: Sorgen oder Freude, Trauer, Angst oder das Gefühl von Selbstwert und Selbstliebe, Dankbarkeit oder Enttäuschung – die Schwingung von außen drückt den Knopf und du fühlst dich – entsprechend deiner „Programmierung" – im „Hoch" oder im „Tief".

Wenn also das Außen deine inneren Knöpfe (Emotionen) drückt und dich in Gefühlszustände bringt, die dich in deinem Leben blockieren und dein Glück schmälern, wäre es dann nicht gescheit, diese Knöpfe (Energiepunkte) mit neutralen Frequenzen zu versehen? In deiner mittleren Oktave, zwischen Nabel und Stirnmitte, sitzen all deine programmierten Knöpfe.

Jeder Knopf ist eine Frequenz, ein Ton. Es ist also am einfachsten, wenn du lernst, dich mit deinem ureigenen Grundton zu stimmen. Bist du gestimmt, schwingt die Frequenz deines Grundtones im Nabel, die dazugehörige Quinte im Herz und wieder dein Grundton in der Mitte deiner Stirn. Die in dir wohnende Tonleiter ist der Schlüssel. Über sie findest du zu deinen ureigenen Tönen – also den richtigen Frequenzen für all deine Knöpfe.

Wenn du verstimmt bist, haben sich Frequenzen, also Töne, eingenistet, die zu dem Leben gehören, das du gerade lebst. Wenn in dir z.B. ein geborener Künstler schlummert, du aber aus verschiedenen Gründen dieses Potential nicht leben kannst, dann wird dein eigentlicher Grundton von einem anderen Ton überdeckt. Alle Töne verlagern, verschieben, verstimmen sich dadurch. Natürlich kannst du so auch glücklich und mäßig erfolgreich werden, es gibt jedoch immer diese Sehnsucht … Bis du plötzlich, vielleicht mit 35, alles hinschmeißt, um deinen Traum zu leben – von 0 auf 100! Andere haben einen Unfall, liegen Monate in Gips und haben viel Zeit zum Nachdenken. Raus aus dem Gips – raus aus dem bisherigen Leben! Auch diese Geschichten hört man immer wieder.

Die Schwingung und die Stimmung

Metronome sind dafür bekannt, dass sie einfach den Takt halten. Stellt man in einem Raum viele Metronome auf einen schwingenden Untergrund, z.B. eine große Schaukel, synchronisieren sich all diese zuvor unregelmäßig getakteten Metronome. Das heißt, Schwingung synchronisiert, sie schafft Harmonie. Auf starrem Untergrund tut sich nichts. Die Metronome schlagen im eigenen Takt weiter. Unsere Zellen funktionieren genau nach dem gleichen Prinzip. (schau dir gerne ein Youtube Video dazu an: Metronome Synchronization)
Es gibt eine höhere Ordnung. Wir sind ein Teil der Natur, des Klangs – der Frequenz. Wenn du, ein schwingendes Wesen, einen Teil deines Körpers, z.B. deinen Emotional-Körper, harmonisierst, harmonisieren sich nach und nach auch alle anderen Bereiche in deinem Körper. Harmonie bedeutet nichts weiter als die Abwesenheit von Disharmonie.

Genauso verhält es sich mit deinem Leben und deinen Lebensbereichen Gesundheit, Beziehungen, finanzielle Freiheit, Beruf(ung), Behausung. Schaffst du Harmonie in einem Bereich, dann kommen alle anderen Bereiche Schritt für Schritt nach. In allen Bereichen ein bisschen herumdoktern funktioniert einfach nicht. Suche den für dich wichtigsten Part und leg los. Natürlich können wir hier auch einen Schritt weiter gehen. Deine innere Harmonie sorgt auch für Harmonie im Außen. Wie innen so auch außen! Es gibt jedoch Menschen, die können mit Meditation usw. nichts anfangen. Sie müssen also im Außen beginnen, Harmonie zu erschaffen, diese wirkt dann ganz klar auch auf das Innen ein. Für mich ist das allerdings der schwierigere Weg – wobei auch Meditation alleine noch niemanden aus der Bredouille geholt hat. Die gesunde Mischung aus Ruhe und Aktivität macht es aus, wie z.B. regelmäßig zu meditieren und auch im Leben tätig zu sein.

Erinnerst du dich an „mein Leben auf der Rolltreppe"? Dazu jetzt noch ein wichtiger Hinweis: Auf der Rolltreppe, dem Leben in Leichtigkeit, sollte man nicht untätig sein. Die Grundtonübung als Meditation hat mich auf die Rolltreppe gebracht. Diese nütze ich nun als Beschleunigung für mein Tun. Auf der Rolltreppe stehen und warten, was kommt – so ist das nicht gedacht! So kommst du nicht ans Ziel. Die fortwährende Bewegung auf der Rolltreppe bringt dir Leichtigkeit in deinem Tun.

Leichtigkeit im Stillstand???
In London sind die Rolltreppen von der Tube (U-Bahn) ewig lang. Jetzt gibt es Menschen, die nehmen die Treppe (sehr anstrengend), andere nehmen den Lift. Ein Fahrstuhl wurde für Menschen mit besonderen Bedürfnissen erschaffen. Oftmals wird er allerdings von faulen und bequemen Menschen belagert. Bedürftige, Kranke oder Mamis mit Kinderwagen müssen sehr oft warten. Ich nehme die Rolltreppe und gehe auf ihr, in meinem üblichen Tempo, nach oben! Es ist leichter, ich bin schneller am Ziel und bin in Bewegung. Ich habe mein Ziel immer vor Augen, bin handlungsfähig, sehe Chancen und gestalte meinen Weg aktiv und selbstbestimmt mit. Ein Hilfsmittel, wie z.B. eine Rolltreppe sollte niemals für Bequemlichkeit genützt werden.

Authentisch - Selbstseiend

Ein authentischer Mensch ist mit Bauch, Herz und Kopf von seiner Sache überzeugt. Er verschmilzt in seinem Tun. Niemand kann ihm sagen, was besser für ihn wäre. Unbeirrt und zielstrebig geht er seinen Weg. Glückliche Menschen sind erfolgreich, und nicht umgekehrt! Wenn du das tust, was dich glücklich macht, bist du authentisch und automatisch erfolgreich.
Denn nur so bist und bleibst du in deiner ureigenen Schwingung.
Der Begriff Authentizität stammt aus dem Griechischen (gr. „authentikós") und setzt sich zusammen aus „autos" („selbst") und „ontos" („seiend"); bedeutet also „selbstseiend".

Die Frage ist, wie komme ich da hin? Wie werde ich – ganz gezielt – „selbstseiend"? Wie erwecke ich in mir die richtigen Emotionen, die mich wissen lassen, dass ich am richtigen Weg bin? Wie erreiche ich mich selbst? So manch einer sagt: „Ich will mich selbst finden." Oft fahren Menschen nach Indien in einen Tempel oder an andere spirituelle Plätze, um sich zu finden. Das können sie natürlich tun. Es ist egal, wohin sie fahren, sie haben sich selbst ja immer dabei. Denn, um sich zu finden, braucht man nur sich selbst. Sich und seine eigenen Töne.

Dein Körper ist deine Schatztruhe. Öffne sie! In ihr verbergen sich alle nötigen Werkzeuge: Atem, Emotion, Stimme, Sprache, Energiefluss, Sehen, Hören … es ist alles vorhanden.

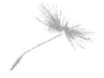

Auch für Freude gibt es einen Rhythmus.

(Friedrich Schiller)

Deine Stimme als Therapiewerkzeug

Das Tönen des eigenen Grundtons ist deine ureigene, nonverbale Therapieform. Dein Körper, dein System, ist von Grund auf ein sich selbstregulierendes System. (Dr. Vemu Mukunda)

Jeder Mensch sollte seinen Grundton kennen, das ist mittlerweile auch meine Überzeugung. Die Grundtonübung bringt dich in deine emotionale Stabilität. Das heißt, dass deine in dir angesiedelten Frequenzen, hoch oder niedrig schwingend, harmonisiert werden. Wenn diese Frequenzen hochschwingen, wird sich nichts verändern – Harmonie bleibt Harmonie.

Die niederschwingenden Frequenzen bekommen durch die Grundtonübung richtig Ärger ;-) Nach und nach übernimmt die harmonische Schwingung wieder die Führung. Es kann in dir immer nur eine Qualität schwingen, Harmonie oder Disharmonie. Beide Qualitäten können nicht gleichzeitig in dir funktionieren.

Was ist Disharmonie?
Disharmonie ist Nicht-Übereinstimmung, Reibung, Spannung, Widerstand … Kurzzeitige disharmonische Zustände sind oft eine willkommene Abwechslung, das Salz in der Suppe, Spannung und Entspannung im Wechsel. Der Moment, wenn sich Disharmonie in Harmonie wandelt ist ein schönes Gefühl. Wer hält andauernde Harmonie schon aus? Anhaltende Disharmonie wirkt jedoch zerstörerisch, belastend, beunruhigend. Sie ist problematisch, da Reibung, Spannung und Widerstände keine Ruhe zulassen und sehr viel Kraft brauchen. Die Disharmonie treibt einen immer voran, sie will immer in die Auflösung – will in die Harmonie. Deshalb die Ruhe- und Rastlosigkeit vieler Menschen.

Ein großer und mächtiger Disharmonie-Lieferant sind die Medien. Sie verbreiten niedrige Frequenzen in Gestalt von Tod, Raub, Mord, Betrug u.v.m. Du hörst all diese Meldungen täglich mehrmals im Radio, wenn du dich nicht davor schützt. Du kannst Tag für Tag in der Zeitung oder im Internet darüber lesen. Damit sich die negativen Gefühle dann auch so richtig in dir manifestieren, kannst du dir das alles noch ganz bunt im TV ansehen, am besten kurz vorm Schlafengehen. ;-)

Das heißt, du solltest dir gut überlegen, was und wieviel du davon siehst, hörst oder liest, und damit in dir aufnimmst. Denn all das beeinflusst deine Stimmung – deine Stimme – deinen Klang – deine Zellinformation!
Hier heißt es, Selbstverantwortung zu übernehmen und dementsprechend zu handeln. Dein Unterbewusstsein unterscheidet nicht zwischen real Erlebtem oder im TV Gesehenem. D.h., schaust du einen Horrorfilm, werden eben diese Emotionen abgespeichert. So als hättest du all das tatsächlich erlebt. Erforscht und bewiesen ist sogar, dass Babys im Mutterleib mit ihren Müttern mitfiebern, Angst haben oder sich freuen, so wie es ihre Mütter gerade tun.
Das Baby erlebt live und in Farbe auch die nur vor dem Fernseher empfundenen Emotionen mit und speichert alles ab. Vorgeburtliches Trauma durch TV-Wahnsinn!

Verschwende deine Emotionen nicht an fiktive Geschichten und Gestalten!

Das Tönen der einzelnen Zellen ist bereits gut erforscht. Eine gesunde, harmonisch schwingende Zelle erzeugt schöne, runde und sanfte Töne. Disharmonische Zellen krächzen vor sich hin – sie sind im wahrsten Sinne des Wortes „unrund" und bringen die ureigene Symphonie aus dem Gleichgewicht. Das Zellorchester leidet unter Verstimmung. Kennst du Menschen, die „kreischen"?

Wie Dr. Bruce Lipton in den frühen 90er-Jahren entdeckte, ist die Zelle die auslösende Kraft hinter Krankheit oder Gesundheit. Es ist also sehr sinnvoll, seine Zellen mit der richtigen Frequenz zu bespielen … Tönen ist Zellinformation. Auch Sprechen ist Zellinformation, ebenso Singen sowie selbst das Denken. Welche Information gibst du an deine Zellen weiter?

Jetzt ist es an der Zeit Dr. Masaru Emoto zu erwähnen. Dr. Emoto hat mit seinen Forschungen bewiesen, dass Wasser Information aufnehmen kann und dass dieses Wasser dann die der Information entsprechende Wirkung zeigt. Die Bilder von Emotos „besprochenem Wasser" gingen um die Welt. Wasser nimmt Informationen auf und das nimmt Einfluss auf die Materie, die sich im Wasser befindet. Zum Beispiel wurde Reis in ein Glas Wasser gefüllt, verschlossen und mit dem Wort „Danke" beschrieben. Nichts passierte, der Reis blieb in seiner Qualität unversehrt. In anderen Gläsern mit Reis und Wasser, die mit den Worten „Hass" und „Krieg" beschrieben wurden, vergammelte der Reis in wenigen Tagen. Informationen werden durch Wasser übertragen.

Du informierst mit deinen Gedanken und Worten dein Zellwasser – unentwegt! Der Mensch besteht zu ca. 70 - 80 % aus Wasser. Alles, was du sagst, denkst, fühlst und gesagt bekommst, beeinflusst dein Zellwasser. Das besprochene Zellwasser informiert deine Zellen.
Deine Zellen sind unter anderem für dein Immunsystem zuständig. Die Information, die du mit Worten und Gedanken an dein Wasser abgibst, hat entweder verheerende oder sehr positive Auswirkungen auf deine Gesundheit. Dieser Aspekt des Themas ist sehr wichtig. Denn, wenn du in deinem ureigenen Ton tönst, ihn hörst und mitsingst, dann informierst du damit dein Zellwasser und deine Zellen. Im eigenen Grundton zu tönen nimmt also positiven Einfluss auf dein Immunsystem.

Mit einer speziellen Zelltonmeditation, die du im Übungsteil genau beschrieben findest, kannst du auf angenehme Weise deine Zellen harmonisieren. Du kannst dir die Meditation selbst als Audio aufbereiten oder eine fertige Version mit schöner Meditationsmusik um € 8,- kaufen.
Zur Hörprobe: www.zelltonmeditation.gr8.com

AUM - tönst du schon?

AUM – das heiligste Mantra der Hindus und Buddhisten.
Als Symbol bedeute die Silbe: Alles was ist, das Absolute!

A – der göttliche Aspekt des Erschaffens **BrahmA**
U – der göttliche Aspekt des Erhaltens **VishnU**
M – der göttliche Aspekt der Auflösung **ShivaM**

Die Götter Brahma, Vishnu und Shiva gaben uns das AUM, als Schlüssel zur Urkraft, zur eigenen Kraftquelle die in jedem von uns verborgen ist.
(Nada Brahma Stimmanalyse®)

Ob tönen oder klingen, singen oder sprechen - man hört, wie es dir geht! Wenn du sprichst, beeinflussen deine Töne bzw. deren Frequenzen nicht nur dein Gegenüber. Natürlich beeinflussen deine Töne in erster Linie einmal dich! Die Spatzen pfeifen es ja schon von den Dächern: "Alles ist Schwingung". Deine Stimme, als Schwingung oder Frequenz, gibt Auskunft darüber, was in dir vorgeht. Deine Töne haben einen massiven Einfluss auf dich! Wenn also Informationen über deine Stimme aus dir "heraus kommen", kannst du auch ganz gezielt Informationen in dich "hinein schicken".

Wie soll das funktionieren?
Nutze deine Stimme als Heilfrequenz! Lache, singe, summe, sprich, schrei, töne, trällere, pfeife,... vor dich hin! Aber bitte immer mit deiner richtigen Stimmung, also Stimme! Jeder Mensch hat von Geburt an einen ureigenen individuellen Ton. Seinen Grundton! Dieser Ton macht deine Stimme zu deinem Fingerabdruck. Niemand sonst hat eine Stimme gleich deiner. Über diesen Ton bist du in der Lage, deine ureigene harmonische Schwingung wieder herzustellen. Kennst du deinen Grundton, brauchst du nur mehr dein A U M. Das AUM ist der kosmischer Klang, auch als OM bekannt. Aus diesem Klang wurde das ganze Universum, auch dein Universum, erschaffen.

"Am Anfang war der Klang."
Wir treten also mit den kosmischen Energien in Verbindung und bringen so den Energiefluss in unseren Zellen in Bewegung.

Doch gibt es tatsächlich Menschen, die meinen, sie könnten nicht singen und somit auch nicht tönen. Nun, ich möchte all jenen folgendes ins Bewusstsein rufen: Ahhh - Uhhh - Mhhh würde nicht erst mit dem Tönen in dein Leben treten.
Ahhh - wie nett, du bist auch hier! Uhhh - tut das gut! Mhhh - lecker, das schmeckt ja. Tönen oder auch Stöhnen, egal - es macht gute Laune, also

Stimmung. Es erhebt deine Frequenzen und formt deine Stimme und somit auch dein Leben in ein wohlklingendes Bad der Freude und der Leichtigkeit. Wenn du nun zu deinen „Genießer-Lauten" Ahh-Uhh-Mhh noch eine höhere Absicht hinzufügst, bist du im Grundton Tönen angelangt.
Viel Freude also - beim Tönen :-)

It´s your turn!

Ich habe mir als Teenager in der Schule eine feine Blockade zugelegt. An der Tafel stehend eine mathematische Aufgabe nicht gelöst. Dieses sehr unangenehme „Versagergefühl", vor ca. 25 Schülern, die mich anstarrten, habe ich lange mit mir herumgetragen. Immer, wenn ich vor Menschen sprechen sollte, kam die Hypernervosität. Daher habe ich die Situation reflektiert, mit der Grundtonübung weggeatmet und gelöst. Die Grundtonübung ist eine sehr effiziente Atemübung. Sie brachte mich zu einem vollständigen Atem, also in die Bauchatmung. Und plötzlich moderierte ich eine Abendveranstaltung mit 300 Teilnehmern. Das war eine Freude. So habe ich den Sprung auf die Bühne geschafft bzw. auch vor meine Workshop - und Seminarteilnehmer.

So kann nun jeder für sich selbst entscheiden, ob er sich von seiner Vergangenheit blockieren lassen möchte oder nicht!

Über deine Stimmung hast du die Möglichkeit sofort deine Lebensumstände zu verändern. Die wahre Kraft liegt in deiner Stimmung, die du über deine Stimme positiv beeinflussen kannst. Deine Stimmung ist eine Frequenz und du kannst sie für dich wählen. Es ist einfach - du hast zwei Möglichkeiten:

1) Deine Stimmung ist im Keller - also niederfrequent, was bedeutet, deine Lebensumstände sind bescheiden bis sehr schwierig

2) Du bist in Hochstimmung - also hochfrequent, was bedeutet, alles läuft wunderbar für dich

Nur eine hochfrequente Stimmung kann hochfrequente Situationen wie Erfolg, harmonische Beziehungen, finanzielle Freiheit, Gesundheit, usw. erschaffen.

Hochfrequente, sehr wohltuende Frequenzen sind Gefühle wie z.b. Liebe, Dankbarkeit, Glück, Hoffnung oder Begeisterung. Schwingst du hoch, kannst du Dinge erreichen, die ebenfalls eine hohe Schwingung haben.

Deine Dankbarkeit, dies oder jenes tun zu können, wird dir zum Beispiel unweigerlich Erfolg bringen. Deiner Anerkennung folgt Wertschätzung. All das kommt dann einfach auf dich zu. Gleich und gleich gesellt sich gern. Weil die Frequenz, die du ausstrahlst, passende Frequenzen heranzieht. Fühle dich erfolgreich, dann kann Erfolg erfolgen! Zuerst muss das Gefühl, also die Frequenz da sein, bevor dich Gewünschtes finden kann.

Niederfrequente, schädigende Frequenzen zeigen sich in Hass, Schuld, Rache, Ärger, Kritik, Verdruss oder z.B. Angst. Schwingst du in niedrigen Frequenzen, dann lebst du in niederfrequenten Situationen. Sie bringen dir z.B. Unsicherheiten, Trauer, Schuldgefühle, Demütigung und Mangeldenken. Weil das Gesetz der Resonanz immer wirkt.

Freudvolle Situationen kommen zu „in der Freude lebenden" Menschen. Es ist hingegen nicht möglich, dass Eifersucht wahre Liebe anzieht. Niederfrequent kann nicht hochfrequent anziehen.
Wir alle kennen den Spruch „Geld kommt zu Geld". Nun kennst du auch den Grund. Und du kannst „Geld" durch jede beliebige Emotion ersetzen, z.B. durch die Emotion „Glück": wahres Glück kannst du nur durch dein intensives Gefühl von Glück heranziehen.

Geld hat, so wie jedes andere Ding, keine negativen Eigenschaften. Es ist in jedem Fall hochfrequent. Geld ist, genau wie ein Messer, wie Feuer oder Alkohol, einfach neutral. Der Mensch bewertet es, je nachdem, was er erlebt hat, positiv oder negativ. Du kannst mit Geld einem Kind etwas zu essen kaufen oder einen Killer beauftragen.

Der Gegenstand oder Umstand an sich ist immer neutral. Die Gedanken oder Gefühle darüber schwingen und ziehen Dinge in unser Leben, die genau in dieser negativen Frequenz schwingen.

Nistet sich z.b. die Frequenz der Schuld bei dir ein, dann ist in dir folgendes programmiert: „Ich bin an allem schuld". Dein Partner, deine Kinder, Kollegen usw. liefern dir Situationen am laufenden Band, damit du dich schuldig fühlen kannst. Die Frequenz der Schuld schwingt in dir und natürlich auch in deiner Stimme. Das Gesetz der Resonanz kommt unweigerlich zur Wirkung und inszeniert die tollsten „Ich-bin-schuld-Situationen" für dich.

Wächst ein Kind in einem Umfeld voller Dankbarkeit auf, wird diese Frequenz überwiegen und sein ganzes Leben lang in ihm schwingen. Solche Menschen sind sogenannte „Glückspilze". Sie bekommen alles, können alles und erreichen alles.
Bedeutet dies, dass Menschen, die diese hohe Frequenz der Dankbarkeit in sich gespeichert haben, wirklich alles zufällt? Viele spirituelle Lehrer sagen: Ja, denn wenn wir davon ausgehen, dass Gefühle gewünschte Resultate heranziehen, erschafft das Gefühl der Dankbarkeit die von mir gewünschten Resultate.
Man könnte auch sagen: „Das Gefühl der Dankbarkeit schafft das Resultat, noch bevor man es erhalten hat."

Haben negative Emotionen dein Gefühl der Dankbarkeit überlagert, das eigentlich auf ganz natürliche Weise in dir angelegt wäre, ist es für dich umso schwerer Dankbarkeit zu fühlen. Daraus entstehen Leid, Kummer und auch mancher Streit, und das meist mit den Worten: „Ich tue so viel für dich, aber du hast keine Dankbarkeit für mich". Wenn du Dankbarkeit, auch ohne bestimmten Grund, empfinden kannst, wirst du diese plötzlich von überall ernten und sie auch gerne weitergeben. Wie schwer fällt es dir Dankbarkeit zu zeigen, einfach „Danke" zu sagen? Wie schwer ist er für dich ein Danke von jemanden anzunehmen?

Ebenso kannst du Dankbarkeit beliebig austauschen, z.B. gegen Liebe, Freude, Erfolg oder Wertschätzung.

Den Beweis liefern Menschen rund um uns. Viele leben in Dankbarkeit, sind immer fröhlich, zuvorkommend, und unentwegt „fast unerträglich" nett. Es gibt aber auch die anderen, und das sind jene, die überall Fehler und Schuldige suchen und alles mit „nein" oder „aber" kommentieren. Es ist offensichtlich, wer von den beiden Gruppen das harmonischere und glücklichere Leben lebt.

Es gibt eine Unmenge an Gefühlen und Frequenzen, die in uns möglich sind. Depression und Angst gehören zu den niedrigsten überhaupt. Kennst du den Spruch: „Der zieht mich runter!"? Ein Mensch, beladen mit niedrigen Frequenzen wie Angst oder dem beliebten Opferdasein, kann dir schon mal deine Energie rauben. Dankbarkeit und Liebe, wie kann es anders sein, gehören zu den höchsten Schwingungen. Den Spruch: „Wenn du kommst, erstrahlt alles" kennen wir auch! Im Grunde sind wir wie Radios bzw. Radios sind wie wir. Wenn wir kommunizieren wollen und jeder von uns ist auf eine andere Frequenz (Kanal) eingestellt, verstehen wir uns einfach nicht. Deshalb ist Kommunikation oft so schwierig. Ich sehe zwar, dass du sprichst, aber ich höre nur „chchchch …"

Damit wir einander richtig verstehen, sollten wir in derselben Frequenz schwingen. Nun kann jemand, der hoch schwingt, sich eher auf niederfrequent einlassen als umgekehrt. Doch auch das macht mit der Zeit sehr müde. Oft ist es so, dass wir die Grundstimmung nicht wahrnehmen, in der wir uns die meiste Zeit des Tages und auch in der Nacht befinden. Die Summe an bestimmten Erlebnissen bringt uns in den dazu gehörenden Frequenzbereich. Je mehr negative Emotionen eingespeichert sind, umso weniger Kraft hast du, selbst zu entscheiden, welche Emotionen in dir wohnen dürfen. Es passiert in hundertstel Sekunden: Emotionen werden aktiviert und ziehen immer mehr passende Emotionen heran.

Das ist das berühmte Phänomen von Agieren versus Reagieren. Je mehr negative Erfahrungen, also Emotionen, in dir gespeichert sind, desto weniger bist du in der Lage zu agieren. Wenn du agierst, entscheidest du selbst. Bist du nicht Herr deiner Entscheidungen, reagierst du nur mehr. Oftmals tut es dir hinterher Leid, so reagiert zu haben.

Indem du mehrmals am Tag innehältst und dich fragst: „Wie fühle ich mich gerade?" kannst du dich testen. Oder du fragst eine Person deines Vertrauens: „Wie siehst du mich? Lebe ich ein glückliches Leben?"
Achte auf deine Mundwinkel! Hängen sie eher nach unten? Oder formen sie ein Lächeln, auch wenn du gerade nicht lächelst?

Welche Emotionen bestimmen deinen Tag?
Achte auf deine Gefühle und Gedanken am Morgen, gleich nach dem Aufwachen! Werde dir bewusst, wie du in den Tag startest und wie du tickst! Bist du dankbar, dass du aus der Nacht erwacht bist? Bist du glücklich, dass du dir deine Socken selbst anziehen kannst?
Ärgerst du dich beim Aufstehen schon über alles, was heute Schlimmes auf dich zukommen wird?
Sei ehrlich zu dir! So kommen Ehre, Würde und Wertschätzung zu dir und in dein Leben.

Am einfachsten wäre jetzt also, sich eine Liste aller hohen Frequenzen bzw. Emotionen zu besorgen und dazu die Technik anzuwenden, die uns mit den gewünschten Frequenzen bespielt. Und somit wären wir den ganzen Tag, das ganze Leben lang, in der richtigen Frequenz und führten ein Leben in 100%iger Harmonie.
Du ahnst es sicher schon – so geht das nicht. Die Wunderpille für ein traumhaft perfektes Leben zu 100% gibt es noch nicht und wird es hoffentlich nie geben. Denn, was wäre das Leben ohne den gesunden Wechsel von Harmonie und Disharmonie? Meine empfohlene Dosis von Harmonie und Disharmonie liegt bei 80% zu 20%.

Ein neutrales Feld für emotionale Stabilität.

Stimme fließt in folgende Zustände ein:
Stimmung - Selbstbe**stimm**t - Ge**stimm**t - Unbe**stimm**t - Ein**stimm**ig - **Stimm**ungsvoll - **Stimm**t - Be**stimm**t - Ver**stimm**t

Über deine Stimme, sie transportiert die Frequenzen, ziehst du automatisch zu den Frequenzen passende Ereignisse in dein Leben.

Hochfrequente Ereignisse: Erfolg, Freude, Gesundheit,...
Niederfrequente Ereignisse: Misserfolg, Krankheit, Streit, ...

Einen wahrlichen "Frequenz-Aufschwung" bekommst du in jeder Meditation, im Wald warten die höchsten Frequenzen auf dich und mit jedem Lachen erhöhst du deine Frequenz um ein Tausendfaches. Es geht nur darum, im jetzigen Moment zu sein. Dazu sind eine Meditation, ein Spaziergang im Wald, Herumtollen mit einem Kind oder auch einem Tier ganz wunderbar. Wenn du den Sprung aus deinem Kopfkino in dein JETZT schaffst, hast du all deine Lebensenergie bei dir.

Bist du mit deinen Gedanken bei deinen Herausforderungen, den schlimmen Nachbarskindern, der Schwiegermutter, der nervigen Kollegin im Büro, den ach so negativen Erlebnissen aus vergangenen Tagen, usw. ist deine Lebensenergie futsch. Du schickst sie fort. Bist du im Augenblick, im Hier und Jetzt, ist auch deine Energie bei dir. Folglich bist du nicht mehr so ausgelaugt, müde und energieleer.

Verändere deine Frequenzen - die Emotionen, die in dir wohnen!

Über deine Stimme transportierst du all deine Emotionen - deine Frequenzen werden freigesetzt und beeinträchtigen oder beflügeln dich und natürlich auch dein Umfeld. Deine Stimme ist also der Schlüssel zu einem hochfrequenten Leben mit hochfrequenten Erlebnissen.

Nimm in Zukunft die Rolltreppe zum Erfolg!
Es ist deine Entscheidung, du brauchst nur eine bewusste Wahl zu treffen, und schon bist du auf der Rolltreppe und genießt die gute (Aus)Sicht und die Möglichkeiten, die auf dich warten. Bleibe aktiv und neugierig.
Mit der erweiterten Sichtweise auf die Rolltreppe! Die Rolltreppe lädt dich nicht ein, auf ihr stehen zu bleiben. Nütze die Rolltreppen im Leben, um mit der gleichen Anstrengung schneller vorwärts zu kommen. Eine Ausbildung ist eine Rolltreppe, um in deinem Beruf schneller vorwärts zu kommen. Ein Workshop ist eine Rolltreppe, um ein Thema schneller aufzunehmen. Die Grundtonübung ist eine Rolltreppe für ein Leben in

Leichtigkeit. Mit einer Rolltreppe kann Erfolg schneller erfolgen, wenn du aktiv bleibst.

Alles hat seine individuelle Schwingung!

(Nada Brahma)

Deine Stimme bewegt!

Trainierst du deine Stimme, wird sich das auch an deiner Körperhaltung zeigen. Deine innere Haltung zeigt sich über deine Körpersprache und über deine Stimme. Alles beeinflusst alles. Eine gute Körperhaltung befreit, stärkt Atemwege und Organe und hat somit direkte Auswirkung auf deine Stimme.

Stimme – Emotionen – Harmonie – Balance – Klingen —> Selbstliebe
Körper – Bewegung – Haltung – Ernährung – Kleidung —> Selbstwert
Klang – Öffnen – Entstressen – Atmen – Freisein – Tönen —> Selbstbestimmung

Stimme und Selbstbestimmung

Was schon in der Jahrtausende alten Nada Brahma Lehre zu finden war, hat die moderne Wissenschaft wieder neu entdeckt: Unser Körper gleicht einem Orchester! Der Grundton wird in den Zellen erzeugt und formt auch deine Stimme. Ein Beispiel: Bist du traurig, also verstimmt, dann verändert sich auch deine Stimme genau wie deine Stimmung – und das wirkt definitiv auf deine Zellen. Bist du glücklich, erhellt sich deine Stimme – sie ist kräftig. Glück hat also eine positive Auswirkung auf Stimmung, Stimme und Zellen.

Was hat unser Gemütszustand mit der Stimme zu tun, und warum sind wir manchmal verstimmt? Deine Stimme sagt viel mehr über dich aus, als du ahnst. Deine Stimme offenbart dir dein innerstes Wesen.

Selbst-bewusstsein, Selbst-liebe, Selbst-bestimmtheit, Selbst-vertrauen, das alles vermittelt deine Stimme. Oder eben nicht!

Deine Stimme ist eng mit deinen Emotionen verbunden. So ist es unvermeidbar, dass sie vieles von dir preisgibt - und zwar unbewusst. Du trägst deine Emotionen „auf der Zunge". Sobald du sprichst, kannst du die Wahrheit, die irgendwo in dir schlummert, nicht mehr verbergen. Dein Zuhörer spürt unbewusst, wie es dir wirklich geht. Deine Emotionen bestimmen deine Gemütszustände, und diese wirken auch maßgeblich auf deine Gesundheit ein. Mit Nada Brahma und dem Grundton-Tönen hast du die Möglichkeit, auf diese unbewusste Kraft in dir einzuwirken.

Diese Kraft braucht genaue Anweisungen bzw. Entscheidungen!
Oft ist es ja so, dass wir Dinge haben wollen, doch in unserem tiefsten Innersten glauben wir nicht daran, dass wir es haben können. Somit gehen Wille und Glaube in zwei unterschiedliche Richtungen. Die Kraft in dir nimmt den Disput in dir wahr und kann nicht für dich tätig werden. Du sitzt zwischen den Stühlen – zwischen Glauben und Wollen!
Auch Gesprächspartner nehmen diesen Disput im Stimmklang war. Du wirkst nicht authentisch. Stimmklang und Aussage stimmen nicht überein!

Zum Beispiel:
Gerade denkst du noch:
„Ich schaffe das - bemerkst aber ein Gefühl in dir, das dir das Gegenteil zu fühlen gibt! Du willst es schaffen, glaubst aber nicht daran!

Dein Denken (Wille) ist elektrisch, dein Fühlen (Glaube) ist magnetisch! Gefühle ziehen alles heran, was du dir wünschst! Negative Emotionen aus der Vergangenheit beeinflussen dein Fühlen und ziehen noch mehr Negativität heran. Reinige also deinen Stimmklang von deinen eingelagerten Emotionen, von diesen negativen und belastenden Frequenzen! Durch diese Frequenz-Reinigung können deine Sprache und deine Stimme sowie dein Denken und Fühlen automatisch im Einklang sein. Dann bist du in deinem harmonischen Körperstimmklang!

Das ist dein Weg in ein kraftvolles Leben. Nach und nach wirst du nur mehr Dinge tun, die dir Freude bereiten. Bis deine Authentizität, deine ureigene Wahrheit, völlig in dir verankert ist.

Eine gesunde und funktionierende Zelle ist Voraussetzung für einen harmonischen Körperstimmklang und umgekehrt. Dein Körperstimmklang ist immer da, er richtet sich nach der Emotion, nach der Frequenz, die gerade aktiv ist. Also Harmonie oder Disharmonie? Wenn du deine eingelagerten negativen Frequenzen geheilt hast, spricht dein Körperstimmklang immer deutlicher zu dir. Dann musst du nur mehr spüren und ihm vertrauen. Schickt er dir ein negatives Gefühl, also Disharmonie - heißt das: „Nein danke!" oder zumindest: „Ich überlege es mir!" Auf keinen Fall gebe ich ein „Ja", wenn mein Körperstimmklang auf Disharmonie schaltet.

Achte auf deine Gedanken,
sie werden zu deinen Worten.

Achte auf deine Worte,
sie werden zu deinen Handlungen.

Achte auf deine Handlungen,
sie werden zu deinen Gewohnheiten.

Achte auf deine Gewohnheiten,
sie werden zu deinem Charakter.

Achte auf deinen Charakter,
er wird dein Schicksal.

(Talmud)

Rhythmus und Stimmung

Schon als Kind habe ich meinen Rhythmus verloren!
Ich bin ein eher langsamer, gemütlicher Mensch und hatte immer Angst zu
spät zu kommen oder keine Zeit zu haben. In der Schule war das ziemlich
fatal. Ich war immer die Erste, die ihre Schularbeiten abgegeben hat. Aus
Angst es nicht rechtzeitig zu schaffen, habe ich mich immer sehr beeilt,
gehudelt - wie man in Wien sagt. So hatte ich zwar alle Aufgaben gemacht,
hatte aber immer viel zu viele Fehler. Das kommt vom Hudeln. ;-)

Erst viele Jahre später, während meiner Ausbildung zur Spiegelgesetz-
Trainerin, habe ich den roten Faden erkannt. In meiner Kindheit wurde ich
immer ermahnt schneller zu sein. „Ja jetzt komm! Bist du noch nicht fer-
tig!" „Glaubst du, die warten ewig auf dich?" Dadurch habe ich mich auch
immer in Frage gestellt. Bin ich es wert, dass man auf mich wartet?

Es geht nicht darum, und das habe ich in meinen vielen Ausbildungen erkannt, den Eltern oder dem Umfeld von damals die Schuld zu geben. Die
Menschen, die uns durch die Kindheit geführt haben, haben auch ihre Muster, ihre Ängste und Erfahrungen. Ich denke, meine Mutter hat diese Zeit-
druck-Angst von ihrer Mutter übernommen. Meine Oma hatte sicher eine
Menge Zeitdruck. Nach dem Krieg war es sicher wichtig, rechtzeitig und
schnell beim Bäcker, beim Fleischer oder sonst wo anzukommen, um Le-
bensmittel für die Familie zu besorgen. Ich habe das Muster erkannt und
habe mich entschieden nicht mehr nach diesem Muster zu leben. Was für
eine Erleichterung! „Ich habe immer ausreichend Zeit!"

Stimme hat viel mit Selbstbestimmung zu tun. In der Kindheit wird man
„bestimmt". Andere bestimmen, was für dich stimmig sein soll und so
nimmt die Verstimmung ihren Lauf. Verstimmung verursacht Stress, dieser
kann Auslöser vieler Krankheiten sein. Dein eigener Körperstimmklang
sendet dir immer Signale, sei achtsam und vertraue auf deinen dir inne-
wohnenden Wegweiser.

Dieses Zeitdruck-Problem habe ich natürlich in mein Erwachsenendasein mitgenommen und bin dadurch immer wieder aus meinem eigenen Rhythmus gekommen. Ich versuchte immer so schnell wie die Anderen zu sein. Dadurch habe ich mich auf allen Ebenen geschwächt, die Angst zu langsam zu sein war mein ständiger Begleiter. Viele Ängste konnten sich dadurch bei mir ansammeln. Die Angst hatte nun einen wundervollen Nährboden. Diese Frequenz zog immer mehr Angstfrequenzen heran.

Angst "bewohnt" einen bestimmten Frequenzbereich. Existenzangst, Prüfungsangst, Bindungsangst, Arachnophobie, Verlustangst, Platzangst, usw. Egal wie die Angst benannt wird, sie nährt einen bestimmten Frequenzbereich. Dieser wird größer und mächtiger.

Ängste --> Stress --> Disharmonie (Krankheit)
geistig - psychisch - physisch

Durch das Eintauchen in die Nada Brahma Lehre entdeckte ich meinen Rhythmus. Er ist nicht nur in einem Musikstück wichtig. Er ist, meine ich, das Um und Auf für unsere Gesundheit.

Definition Gesundheit: Zustand oder bestimmtes Maß körperlichen, psychischen oder geistigen Wohlbefindens; Nichtbeeinträchtigung durch Krankheit. (Duden)

Mantras – Mudras – Rhythmus

Alles ist Bewegung – Schwingung – Rhythmus – Zyklus!
Tag und Nacht, Jahreszeiten, Gezeiten, Menstruation, Geburt, Leben und Tod. Die Natur macht es uns vor! So wie jeder Mensch hat auch jedes Gewässer oder jede Pflanze ihren Rhythmus.

Auch du hast deinen eigenen Rhythmus, der für dich sehr wichtig ist. Für deine Gesundheit, für deine Beziehungen, deinen Erfolg und sogar für deine finanzielle Freiheit. Das Rhythmus-Problem unserer Zeit heißt Herz-

Kreislauf-Beschwerden oder Bluthochdruck. Der Mensch ist fürs Höher, Schneller, Besser … nicht gemacht.

Überschreitest oder unterschreitest du deinen ur-eigenen Rhythmus, wirft es dich früher oder später aus der Bahn. Diese innere Unordnung ist unangenehm, greift auf dein Denken und Fühlen über und ist durchaus mit „Blockade" zu betiteln. Öffnet dich, als Anziehungspunkt, für negative Emotionen. Über deinen Atem, deinen Herzschlag, deinen Puls ist es möglich, deinen idealen Rhythmus selbst herauszufinden. Natürlich ist es auch über deine Stimme möglich zu erkennen, ob du im richtigen Rhythmus bist. Ein erhöhter Puls hat Auswirkungen auf deine Stimmlage. Bist du ausgeglichen und ruhig, hat deine Stimme einen dir bekannten und eigenen Klang. Dein Ruhepuls korrespondiert mit deiner Stimmlage und umgekehrt. Dein eigenes Tempo ist goldrichtig und wichtig für dich.

„Rhythmus ersetzt Kraft." (Rudolf Steiner)

„Wo nehm ich jetzt nur meinen Rhythmus her?"
* Tägliche Waldspaziergänge wären optimal!
* Ernähre dich nach deinem Rhythmus und achte auf den Rhythmus der Natur, in der du lebst. Z.B. sind Tomaten im Winter gegen den natürlichen Rhythmus, als Europäer brauchst du im Winter Rote Rüben (Beete), Kraut..., um deinen Rhythmus zu stärken
* Regelmäßige Bewegung in deinem Tempo hält deinen Rhythmus in Schwung
* Grundton Tönen
* Kein Job, keine Party, keine Überanstrengung ist es wert, sich dauerhaft zu verstimmen. Deine Organe, deine Zellen - alle Rhythmen spielen in dir ein großes Konzert. Leben außerhalb des eigenen Rhythmus schwächt dich und macht dich krank.

Farben, Ernährung, Musik, Geruch, Geschmack stärken deinen Rhythmus

In der indischen Musikanschauung haben Rhythmusübungen einen hohen Stellenwert. Das rhythmische Sprechen von Silben wird als sehr wertvoll erachtet. Es gibt viele Übungen, ähnlich der Grundtonübung. Sie unterstützen ebenfalls die emotionale Stabilität und körperliche Gesundheit. Meine Intention liegt hier in der Prävention. Warte nicht, bis es „eng" wird. Diese Techniken präventiv anzuwenden macht Spaß, erfüllt und ist höchst sinnvoll!

Im Nada Brahma System nennt Dr. Vemu Mukunda vier Basissilben:

THA
THA KA
THA KI TA
THA KA DHI MI

Diese Silben werden in einem ganz bestimmten Rhythmus gesprochen. Man hängt die Silben zusammen und/oder verdoppelt sie auch. Es gibt drei verschiedene Tempi, um sie zu sprechen. In folgenden Körperbereichen können sie ganz sanfte energetische Impulse setzen:

1.	THA	Kopf
2.	THA-KA	Hals/Nacken
3.	THA-KITA	Schultergürtel/ Arme
4.	THA-KADHIMI	Brustkorb
5.	THA-KATHAKITA	Hüfte
7.	THA-KITATHAKADHIMI	Knie/Beine
8.	THA-KA-DHI-MI-THA-KA-DHI-MI	Knöchel
9.	THA-KADIMITHAKATHAKITA	Fuß

Es ist wichtig, die Rhythmusübung nach dem Aufbau von 1 bis 9 wieder von 9 bis 1 abzubauen. So entfaltet sich im richtigen Rhythmus die Kraft der Silben. Für mich sind das rhythmische Meditationen. Dabei verwirren wir das ganze System, das Nervensystem an der Wirbelsäule. Von 1 bis 9 in die Verwirrung und dann wieder zurück. Der Wirbelsäule haftet viel Negatives an. Durch die Rhythmusverwirrung kann sich da vieles lösen.
Es gibt eine CD, die dir hilft, den richtigen Rhythmus beizubehalten. Auch in der „Urlaub&Seminar" Woche am Meer tauchen wir tief in diese Rhythmusübung ein.

Auf meiner Reise durch die indische Musiklandschaft habe ich sehr viele Mantras kennen und lieben gelernt, dabei gibt es noch tausende mehr zu erlernen und zu erfahren. Mantras sind kraftvolle Silben, Wörter oder Sätze. Die schöpferische Kraft liegt in der hohen Wiederholungsrate: Ein Mantra rezitiert oder singt man bis es verankert ist, 41 Tage lang täglich 108 mal ohne Unterbrechung und ungefähr zur selben Tageszeit. Zum anderen haben Mantras auch eine sehr hohe Schwingung, denn sie werden im Namen der Liebe seit Tausenden von Jahren rezitiert. Viele tausende Menschen haben diese Silben, Sätze und Worte mit den höchsten Frequenzen belegt. Manche Mantras sind so stark, dass man die Liebe, die Dankbarkeit und die Freude sofort in sich wahrnehmen kann.

Schon alleine das Hören von diesen Texten wirkt beruhigend und wohltuend auf dich. Ich liebe besonders die vertonten Mantras. Diese Musik erhebt mich tagtäglich in die höchsten Frequenzen. Ein Mantra wird in Sanskrit gesprochen oder gesungen.
Hier eine Übersetzungen von „SA TA NA MA", eines meiner Lieblingsmantras. Es beschreibt den Kreislauf des Lebens. SA TA NA MA, eine sanfte Welle, die uns durchs Leben trägt.
Das „A" bildet die Konstante, um die sich alles dreht: SA – Unendlichkeit; TA – endliches Leben; NA – Tod; MA – Wiedergeburt. (Quelle: Mantras im Kundalini Yoga) Es ist eines der wichtigsten Mantras um sein Leben im eigenen und richtigen Rhythmus zu leben. Dieses Mantra rezitiert oder singt man am besten jeden Tag! (Yogi Bhajan)

Mantras kannst du auch in deiner eigenen Sprache sprechen, rezitieren oder singen. Verwende Texte, die mit positiven Energien geladen sind. Die ständige Wiederholung bewirkt in jedem Fall eine von dir gewünschte Veränderung oder Verbesserung deiner Lebenssituation. Setze deinem Tun immer deine Absicht voraus. Émile Coué hat ein für mich sehr wertvolles Mantra in die Welt gebracht: „Es geht mir mit jedem Tag in jeder Hinsicht immer besser und besser!" Ich bin davon überzeugt, dass dieser Satz zur Veränderung meiner Lebenssituation massiv beigetragen hat. Ich habe ihn sicher ein ganzes Jahr lang (2004) täglich beim Schlafengehen, und auch am Morgen, hunderte Male aufgesagt. Er half mir beim Einschlafen und beim Erwachen. Morgens, wenn du noch seelenruhig aus dem Tiefschlaf kommst, in diesem „halb schlaf halb wach" Moment, wo die Welt noch in Ordnung ist und dir ganz plötzlich die Realität wieder einfällt. Genau in dieser hundertstel Sekunde war ich froh diesen Satz zu haben.

Ich verwende diesen Satz auch heute hin und wieder, obwohl ich viel lieber Mantras singe, um täglich Energie zu tanken. Meine Mantra-Tankstelle befüllt mich mit allem, was ich mir wünsche: Dankbarkeit – die am höchsten schwingende Frequenz, die mir ein erfülltes Leben in Leichtigkeit ermöglicht. 80% zu 20% – du erinnerst dich? ;-)

„Es geht mir mit jedem Tag in jeder Hinsicht immer besser und besser!"

Die Erfahrung lehrt uns, dass die einzelnen Farben besondere Gemütsstimmungen geben.

(Johann Wolfgang von Goethe)

Farb – Licht – Stimmklangtherapie

Johann Wolfgang von Goethe war fasziniert von diesem Thema und begründete die Farbenlehre. Er erforschte die Zusammenhänge von Farben, Frequenzen und Emotionen und betrachtete dies als seine größte Errungenschaft. Er erkannte die Welle als das ursprüngliche Phänomen, aus dem die Welt erstand.

Die Musik, die Natur und der Mensch sind eins.
Purpur, Rot, Orange, Gelb, Grün, Türkis, Blau, Violett sind im Regenbogen mit harmonischen Farbübergängen gut erkennbar. Die Farben des Regenbogens ergeben eine Klangoktave von E bis Dis. Hier wird ersichtlich, dass sich die Musik aus der Natur ableitet. Alles ist Schwingung. Auch Farben können mit Hilfe der modernen Technik in Frequenzen umgewandelt werden (Nanometer). So kann man das Naturschauspiel Regenbogen als Tonleiter darstellen.

Ein Beispiel:
Ich, Silvia, bin ein Grundton F-, Herzton C-Typ. Nun weiß ich, die Frequenz meines Grundtons F befindet sich an vier Stellen in meinem Körper: Füße, Nabel, Stirnmitte und Scheitel. An diesen Punkten schwinge ich, im besten Fall, im Ton F, Frequenz 349 Hz, Farbe Magenta. Mein Herzton – also Region Herz – ist Ton C, Frequenz 262 Hz, Farbe Grün. Aus diesen Informationen kann ich ein komplettes Frequenz/Farben-Muster über meinen ganzen Körper legen. Nun weiß ich genau, in welcher Frequenz sollten meine Knie schwingen, bzw. mit welcher Frequenz und Farbe kann ich meine Knie stärken. Es ist kein Mensch wie der andere – dein Grundton ist ausschlaggebend für deine Farb- und Frequenz-(Land)Karte in deinem Körper. Diese, zum Ausgleich bei Disharmonien, anzuwenden ist sehr empfehlenswert!

Die indische Kultur hat Musik immer schon als Heilwerkzeug verstanden. So gibt es beispielsweise 72 (südindische) Ragas, die bei körperlichen sowie seelischen Disharmonien eingesetzt werden. Ragas sind fix vorgegebene Tonleitern, denen jeweils ein bestimmtes Charakteristikum sowie

Emotionen zugeordnet werden. Das vegetative Nervensystem reagiert über den Hörsinn auf die jeweilige Emotion. Über Ragas werden Stimmungen aller Art vermittelt, etwa die Stimmung des Frühlings oder die der Freude und des Glücks. Bei einem Raga geht es um den Grundton des Musikstücks, um den in bestimmter Weise angeordnete Tonfolgen kreisen.
Die Silben (Sa Ri Ga Ma Pa Dha Ni Sa) beschreiben die Töne jedes einzelnen Ragas und sind vorgegeben.

Auch wir tragen ein Raga in uns. Meiner beginnt mit meinem Grundton, dem „F". Der Grundton eines Raga heißt immer „SA", auch wenn es sich dabei um verschiedene Töne handelt. Jeder Ton (Shruti) ist mit einer Emotion und auch mit einem Organ verbunden. Laut Vemu Mukunda wirken bestimmte Silben auf bestimmte Organe. Er hat sein ganzes Leben diesen Forschungen gewidmet und uns sein immenses Wissen hinterlassen.

Der Mensch, die Natur und die Musik sind eins!

Wir verbinden nun alles mit allem!
Ton/Frequenz – Farbe – Silbe – Körperteil und Organ.

Kehren wir zu mir als Beispiel zurück. Angenommen ich hätte Ohrenschmerzen. Von meinem Grundton ausgehend kann ich mir nun ein Klangrezept erstellen, mit dem ich meinen Frequenzbereich „Ohren" unterstütze. Der richtige Ton, also die Frequenz, die passende Silbe und Farbe. Nun habe ich ein perfektes Frequenz-Bad für meine Ohren erstellt. Diese energetischen Impulse wirken unterstützend auf die Problemzonen.

Der indische Musiker verbindet den Rhythmus immer mit einer Silbe (Mantra). So sind wir auch wieder zurück beim Grundton-Tönen. Dein ureigener Ton, deine Farbe und die Silbe AUM sind dein erstes individuelles Klangrezept, deine nonverbale Therapieform zur Anregung deiner Selbstheilungskräfte! Es handelt sich um eine sehr alte und in der Kultur Indiens bereits erforschte Wissenschaft. Der indische Musiker bzw. der Sitar- oder Vinaspieler stimmt sein Instrument auf seinen eigenen Grundton. Die Zuhörer seines Konzerts kommen in den Genuss des Einstimmens. Somit stimmen sich alle ein, Musiker wie Zuhörer. Danach beginnt das Konzert. Der Solist vermittelt seine Gefühlslage und gibt diese an die Zuhörer weiter. So wie ein Raga hat auch jeder Mensch seinen Grundton, seinen Hauptcharakter und ringsum seine Nebentöne positioniert.

Je stimmiger du dein Leben lebst, umso harmonischer ist dein Klang, deine Stimmung – dein Leben.

Binaural Beats - Klangmedizin für deine Lebensqualität

Schon 1839 wurde der Effekt der Binaural Beats von Prof. Heinrich Wilhelm Dove entdeckt. Mit der Entdeckung der Schuhmann Frequenz 1952 ging das Projekt erfolgreich weiter. Auch die Wissenschaftler Owens und Atwater haben die eindeutig entspannenden und stimulierenden Effekte der Binaural Beats auf Gehirnwellen-Aktivitäten bewiesen. Binaural Beats werden in einschlägigen Kreisen als "digitale Tabletten" oder "Klangmedizin" eingesetzt. So kannst du gezielt dein Leben, deine Gesundheit, deinen Erfolg und dein Glück beeinflussen!

Was machen „Binaurale Beats"?
Mit Binaurale Beats wird das Körpersystem gezielt, mit positiver Wirkung, getäuscht. Über Kopfhörer werden, links und rechts, leicht unterschiedliche Frequenzen zugeführt. Musikstücke mit (BB) Binaural Beats sind in sehr unterschiedlicher Weise zu erfahren. Binaural Beats beeinflussen messbar unsere Gehirnwellenmuster sehr positiv.
Die Forschung hat gezeigt, dass unser Lebensstil unsere Gehirnwellenmuster, oft sehr negativ, beeinflusst. Über Binaurale Beats können wir hier Harmonie schaffen. Schädliche Stressfrequenzen im Gehirn balancieren.
Man weiß, dass unsere Gesundheit auch von der Harmonie der Gehirnwellenmuster abhängt.

Mit Binaural Beats kannst du dich in eine ausgewählte Frequenz bringen, um deine Gehirnwellenmuster maximal und zielgerichtet in Harmonie zu versetzen. Also dein Leben in eine harmonische Bahn leiten! Schwingungen über 35Hz versetzen uns in Stress, die 18Hz Schwingung kennt man als Energie- und Motivationsfrequenz. Frequenzbereiche bis ca. 13Hz sind sehr günstig für unser Wohlbefinden und unsere Vitalität .

Die wohl bekannteste Frequenz ist die Schuhmann-Frequenz. Tests haben ergeben, dass sich Menschen in diesem Frequenzbereich (7,83Hz) sofort sehr wohl und zufrieden fühlen, sie wird deshalb auch „Schönwetter - Frequenz" genannt. Bessere Wundheilung und Lernfähigkeit kommen noch obendrauf. Kein Wunder, ist der Mensch in einem Wohlgefühl, hat das Auswirkungen auf viele Bereiche, u.a. lernt man auch leichter.

Forschungsergebnisse aus Schlaflaboren zeigen uns, dass die Wirkung von Frequenzen auf den Körper eine ganz grandiose ist. Die Frequenzen bzw. Gehirnwellenmuster, die der Mensch im Tiefschlaf erzeugt, eignen sich z.B. um unbewusste und verdrängte Probleme zu lösen.
Im Tiefschlaf wird alles verarbeitet. Allerdings können wir im Tiefschlaf nicht zielgerichtet handeln. Mit Binaural Beats Musik hingegen können wir auch tagsüber diese Tiefschlaf - Frequenzen im Gehirn erzeugen und aktiv für uns nutzen.

Musik mit Binaural Beats kannst du zielgerichtet, auf deine Bedürfnisse, anwenden. Du veränderst damit die Frequenzen von z.B. Stress, Ängste und Überforderung auf Balance und Leichtigkeit. Je öfter du dich einem Binaural Beats Bad hingibst, desto länger haltet dieser harmonische Zustand an.

Es ist wie beim Filme schauen. Ein Liebesfilm aktiviert vielleicht deine Herzfrequenz. Ein Horrorfilm aktiviert Angst und Stressfrequenzen im Körper.

Seit ich dieses Wissen habe, achte ich genau darauf, was ich mir ansehe oder anhöre. Oben genannte Filme, die Nachrichten oder andere Schreckensmeldungen lasse ich nicht mehr in mein System. Ich habe seit ca. 6 Jahren keinen Fernseher mehr, höre kein Radio und lese keine Zeitung.

Alles ist Frequenz! Alles beeinflusst dich! Also, nimm es doch selbst in die Hand...

Zurück in den Tiefschlaf:
Die Gehirnwellenfrequenz ist nun auf Theta (4 - 8 Hz) bzw. Delta (0,1 - 4Hz) abgesenkt. Die Zellen schwingen harmonisch und die Selbstheilungskräfte werden aktiviert. Es gibt natürlich auch noch andere Bereiche, in die du dich "beamen" kannst, um an deinem Leben gezielt Einstellungen vorzunehmen. Dazu später noch mehr!

Meine Erfahrung: In einer stressigen oder unkonzentrierten Phase reicht es schon, einen einzigen Titel der Binaural Beats mit Grundton zu hören und schon verschwindet das wirre Gedankenmeer in meinem Kopf. Ich kann wunderbar Energie tanken und bin nach diesen ca. 12 min wieder rundum motiviert, gut drauf, konzentriert und voll einsatzfähig. Manchmal nutze ich für
diesen "Push" auch den Wald. Ein Waldspaziergang ist aber leider nicht immer möglich.

Du kannst deine Binaural Beats auch selbst erzeugen:
- Mit Tiefschlaf (bis 4 Hz), mit leichtem Schlaf (bis 8Hz),
  mit Entspannung und Mediation mit geschlossenen Augen (bis 10Hz).
- Im alltäglichen Wachbewusstsein, ohne Anspannungen usw.
  (bis 34Hz).

Auch mit Stress, Angst, geistiger Hochleistung und Überforderung erzeugst du deine Binaural Beats im Gehirn (ab 35Hz). Auch z.B. Prüfungssituationen oder sportliche Hochleistungen fallen in diesen Frequenzbereich. Diese Situationen stehen ja oft auch mit Angstzuständen in Verbindung. Die Angst zu versagen!

Leider erzeugen die meisten Menschen, mit ihrem Lebensstil, krankmachende Gehirn-Wellenmuster.

Will man Harmonie und Gesundheit wieder herstellen, reicht es aus, die Disharmonie zu entfernen - eventuell mit Binaural Beats versetzter Musik, am besten mit dem eigenen Grundton.

Harmonie ist ein absolut tödlicher Nährboden für Krankheiten.

Ich finde, es ist eine ganz einfache und leicht umsetzbare Methode, und je öfter du es tust, desto mehr gewöhnt sich dein Körper an diesen tollen harmonischen Zustand und es gelingt dir immer leichter, ihn auch ohne Binaural Beats Musik herzustellen. Unser System ist clever - das nennt sich dann "Zellerinnerung" ;-)

Was ist zu tun? Musik mit Binaural Beats im eigenen Grundton hören! Wichtig dabei ist, diese harmonischen Gehirn-Wellen-Frequenzen können in dir nur hergestellt werden, wenn du mit Kopfhörer hörst. Wenn du einfach nur die CD einlegst und hörst, hast du wunderbare Hintergrundmusik. Die fantastische Wirkung, die Harmonisierung deiner Gehirn-Wellenmuster aber stellst du nur über deine Kopfhörer her. So wirken Binaural Beats als Muntermacher für deine Selbstheilungskräfte! Bitte nimm dir auch Zeit, leg dich hin, schließe die Augen und entspanne dich. Die Gehirnwellenfrequenzen runter zu fahren und gleichzeitig aktiv zu bleiben, ist nicht zu empfehlen.

Ich genieße es auch, mit diesen Frequenzen einfach abends einzuschlafen. Meine Gedanken auf ein Thema lenken, ein Ziel, einen Traum... - und schon geht es los, das Visionieren mit dem Turbobooster Binaural Beats.

Wer seinen Grundton noch nicht kennt, nimmt erst einmal die CD mit dem universellen Ton "G". Eine Hörprobe gibt es im Online Training zum Buch. Logge dich hier ein: www.nadabrahma.gr8.com

Die Selbstheilungskräfte aktiviert man am einfachsten über den eigenen Glauben daran und die feste Überzeugung, dass es so etwas wie Selbstheilungskräfte überhaupt gibt. Ich hatte in dem Bereich einen wirklich fiesen Glaubenssatz. „Bei mir funktioniert das eh wieder nicht" Dieser Satz hat natürlich eine abgrundtiefe Schwingung, mit der man nur sehr schwer an etwas positives Glauben kann. Mit Binaural Beats habe ich mich in einen Bereich hochgeschwungen, in dem ich mein Bild von: „Mein Leben ist leicht und alles fliegt mir zu" wirklich manifestieren konnte.

Mit Bianural Beats schaffst du dir die Voraussetzung dafür, deine Blockaden zu minimieren und letztendlich zu lösen. Binaural Beats sind praktisch wie eine Rolltreppe, die dir das Leben erleichtern kann. Nur in einer optimalen Schwingung - oder auch Stimmung genannt, kannst du mit Vertrauen deinen Überzeugungen und Bedürfnissen nachgehen. Dann fällt es dir leicht, an deine eigene Kraft zu glauben.

Bei richtiger Anwendung kann diese Musik alte Konzepte, hinderliche Gedankenmuster, aber auch Disharmonien auf Zellebene auflösen. Es geht hier darum, psychischen und physischen Krankheiten direkt den Nährboden zu entziehen. Aus der Nada Brahma Lehre wissen wir, dass Krankheit mit Disharmonie und Gesundheit mit Harmonie in Verbindung stehen. Je mehr Zellen sich in Harmonie befinden, desto wahrscheinlicher ist psychische und physische Gesundheit.

Harmonie - abgedroschen???

Derzeit scheint es leider so, als wäre Disharmonie in Mode. Dass harmonische Zustände lebenswichtig sind, interessiert im Moment leider nur wenige - so scheint es!

Deine Zellen kennen nur zwei Situationen. Offen wie ein ein Cocktailglas oder eben auf den Kopf gestellt - geschlossen - disharmonisch - keine Öffnung für Input, Lernstoff oder ähnliches.

Wenn ich mich umsehe und -höre, in den Straßen, im Facebook, unter Freunden oder Kollegen, in Schulen zwischen Lehrern, Schülern und Eltern... Der Zynismus und das Bedürfnis "Recht zu haben" steht über der Harmonie, über dem Sinn der Sache. Die Gesellschaft wird mehr und mehr eine Streitgesellschaft. Im Facebook sind die Grenzen schnell überschritten, eine gewisse Anonymität lässt dem Zynismus und der Rechthaberei freie Bahn - ungeniert! Schön langsam zieht sich diese "Art und Weise miteinander umzugehen" ins echte Leben. Jeder erlebt es anders, heftiger, nicht so heftig... alles ist immer individuell zu betrachten. Doch alleine die Tatsache, dass Menschen im Polit-Rampenlicht ohne Scham und öffentlich lügen und betrügen, zeigt die Fortschritte... Fortschritt!!! Wohin schreiten wir fort? Fort von der Harmonie? Vom natürlichen Leben, in und mit der Natur, im Miteinander ...

Nun, einer profitiert ganz sicher von dieser Bewegung... Die Disharmonie! Und daraus ergibt sich zusätzlich mit der Zeit ein Profit für die Pharmaindustrie!

Stress, Ängste und Disharmonien schließen die Zelle! So wird vieles fast unmöglich, wie z.B. Wissen aufzunehmen, Meinungen offen zu diskutieren, zu lernen und Prüfungen zu schaffen, gesund zu bleiben u.v.m.
Harmonie und Freude hingegen öffnen die Zelle.
So bleibst du gesund und kannst deine Vorhaben leicht umsetzen.

Der Gedanke ist unser rettender Anker, wenn wir ihn für unser Wohl einsetzen. Anstatt ihn gegen etwas einzusetzen. Ich bin gegen Äpfel! Ich bin für Birnen! Streiche ab sofort jeden Output „ich bin dagegen" und wähle den „ich bin dafür" Satz. „Ich werde die Prüfung schaffen" anstatt „Hoffentlich falle ich nicht durch."

Emotionen - Schwingung - Zelle

Viele Emotionen sind in dir gespeichert und werden je nach Lebensumstand aktiviert. Fühlst du dich traurig, enttäuscht, aufgeregt, angegriffen, usw. ist es umso schwerer dich auf dein Wohl zu konzentrieren. Jede Gefühlsregung verändert auch deine Stimmung, mit der du auf andere Menschen triffst, Geschäfte abschließt oder im Privatleben Entscheidungen triffst. Deine Stimmung entscheidet bzw. bestimmt deine Handlungen, deine Aussagen, Meinungen - dein ganzes Leben.

Es gibt eben nur zwei Arten der Stimmung: Harmonie oder Disharmonie! Man könnte auch Gesundheit oder Krankheit sagen. Eine langanhaltende Disharmonie im Leben hat eine direkte Auswirkung auf deine Gesundheit. Dr. Bradley Nelson erklärt im Buch & Film "emotion", dass Krankheit nichts weiter ist als eine Disharmonie auf Zellebene bzw. im "System Mensch". Im Laufe dieses Films sprechen noch viele Ärzte über krankmachende Frequenzen/Emotionen.

"Wie innen so außen - und umgekehrt!"

Deine Zellen entscheiden über Krankheit (Disharmonie) oder Gesundheit (Harmonie). Sie arbeiten unermüdlich für dich, den ganzen Tag und die ganze Nacht. Mach es ihnen nicht so schwer. Lässt du sie in ihrem harmonischen Ton klingen, bist du im Handumdrehen ein glücklicher Mensch und wirst für dein Umfeld ein wahrer Segen. Eine Quelle der Kraft und der Freude. Halte deine Zellen bei Laune! Das geht ganz einfach - mit deiner Stimme!

Weil deine Stimme deine Emotionen transportiert, gibst du deinen wahren emotionalen Zustand immer preis. Mit deiner Stimme kommen deine Emotionen nach draußen. Deine Stimme ist in der Lage, deine Zellen zu nähren.

Bringst du über deine Stimme Harmonie in dein System, ziehst du automatisch, immer mehr und mehr, harmonische Situationen in dein Leben und plötzlich verlassen die Streithanseln deinen FB Account, dein Umfeld, dein Leben … ich hab's erlebt!

Wohin verschwinden die Streithanseln...
Hmmm, ich nehme mal an, dass sich auch der Hartnäckigste von ihnen im richtigen Umfeld zu einem harmonischen Hansel verändern kann. Denn wenn wir hinschauen, werden wir bemerken, dass der Streit, der Hass, der Zorn, die Rechthaberei, usw. immer in einem Umfeld der Überforderung entsteht. Darf ein Mensch seinen Bedürfnissen nachgehen, sein "SEIN" leben, hat er keinen Grund für eine Disharmonie-schaffende Persönlichkeit.

Emotionen/Gefühle, die dir Kraft geben, dich beflügeln, sind hochfrequent - hoch in ihrer Schwingung. So können hochschwingende Situationen in dein Leben kommen. Um diese in dir zu kultivieren, brauchst du ein reines Frequenzfeld/Energiefeld in dir. Niederfrequente Emotionen werden immer schwächer und schwächer, wenn du hochfrequente Schwingungen in dir aufnimmst.

Ein paar Beispiele für hochfrequente Situationen: Gesundheit, finanzielle Freiheit, harmonische Beziehung(en), ein erfüllender Job - die Berufung leben, Tanzen, Lachen, Freude, ...
Deine Gedanken haben die Kraft, diese Situationen zu einem Gefühl in dir zu verwandeln. Nimm dir die Zeit - es lohnt sich!

Die Gesundheitsdefinition der WHO (1948):
"Gesundheit ist ein Zustand völligen psychischen,
physischen und sozialen Wohlbefindens und nicht
nur das Freisein von Krankheit und Gebrechen.
Sich des bestmöglichen Gesundheitszustandes zu
erfreuen ist ein Grundrecht jedes Menschen,
ohne Unterschied der Rasse, der Religion, der
politischen Überzeugung, der wirtschaftlichen
oder sozialen Stellung."

(https://flexikon.doccheck.com/de/Gesundheit)

Lebensqualitätssicherung!

Fang an mit deiner Lebens-Qualitäts-Sicherung! Karriereplanung nur mit Zielgruppen-Definition! Der Erfolg soll ja sicher sein!

Besteht die Lebensplanung wirklich nur aus Schule, Studium, Arbeit, Ruhestand... ist das wirklich alles, was wir im Leben planen sollten? Zielgruppendefinierung würde auch im Leben zum Erfolg führen. Nämlich zu richtig genialer Lebensqualität, z.B. mit Menschen, die sich untereinander guttun und bereichern, anstatt sich gegenseitig die Energie rauszuziehen.

Warum planst du nicht jedes kleine Detail deines Lebens so als ob du im Leben erfolgreich sein wolltest: mit welchen Menschen möchte ich meine Zeit verbringen? Welche Gespräche möchte ich führen? Was ist mit Hobbys? Wo treffe ich die Menschen, die mir guttun? Wem tue ich gut? Wo kann ich mich einbringen?

Mit Menschen im Einklang zu sein, ist wahrlich ein Genuss!

Schon ein paar Gedanken an Menschen, die dir guttun, mit denen du im Einklang schwingst, machen sofort einen glücklichen Menschen aus dir. Auch wenn es nur ein Moment ist. Dieser Moment lässt dich fühlen, was du erleben könntest. Tag für Tag! Dein Leben lang im wahrlich richtigen Umfeld. Schütze dich vor Energieräubern, vor denen, die dir deine glücklichen Gedanken rauben! Deine glücklichen Gedanken sind der Einstieg in deine ur-eigene Lebensqualitätssicherung!

Gedankenverwöhnt

Verwöhnt dich dein Kopf mit vielen Gedanken? Schon morgens beim Aufstehen, im Badezimmer, während des Ankleidens, beim Frühstück... bis
du letztendlich abends wieder im Bett liegst und deine Gedankenflut noch
immer nicht müde ist und dich frisch, froh und munter weiterversorgt. Endlich eingeschlafen geht es morgens wieder los ... Ein Feuerwerk an Gedanken, dass niemals enden will.

Gedankenkino, Gedankenirrsinn, ewiges Grübeln oder doch "gedankenverwöhnt" - verwöhne deine Gedanken mit Aufmerksamkeit. Dreh den
Spieß doch einfach mal um.

Ein Feuerwerk an Gedanken!

Deine Gedanken sind reine Schwingung, sie kommen aus dir und formen
sich aus den in dir wohnenden Emotionen. Deine Emotionen stammen wie-
derum aus allem, das du in deinem Leben bereits erfahren bzw. erlebt hast.
Du hast viel gesehen, gehört, und es wurde so manches durch eine hohe
Wiederholungsrate in dir programmiert. Deine Überzeugungen wurden so
für dich unumstößlich gemacht. Dabei wurde nur "dein Denken" geformt.

"Jetzt beginnt der Ernst des Lebens." "Du kannst das nicht." "Du bist zu
langsam." "Du bist nicht richtig, so wie du bist." u.v.m.

"Wenn man jemanden eine Kindheit lang erzählt, er sei dumm - dann ist
er dumm!" (unbekannt)

So denkt man dann über sich selbst!
Daraus werden Überzeugungen, Lebensanschauungen und Charakter geformt!

"Das Leben ist kein Zuckerschlecken." "Wenn es nichts kostet, ist es nichts
wert." "Den Menschen kann man nicht vertrauen."
"Geld stinkt." "Was sollen denn die Leute denken...!" usw.

Die gute Nachricht ist:
Jeder Mensch kann sich jederzeit entscheiden anders zu denken, so formen sich andere Überzeugungen und schließlich auch ein anderer Charakter. Das schafft Raum für Freude, gute Stimmung und Leichtigkeit im Leben. Sind deine Gedanken schwer und voller Angst, bringen sie dich aus deiner Glücksstimmung, dann solltest du handeln. Schockiere dein System und nutze deine Gedanken als Kraftquelle.

Deine Entscheidung dazu ist der erste Schritt!

Ich kenne niemanden, der nicht gedankenverwöhnt ist. Neben dem Tönen ist auch die Handlung wichtig. Ich erzähle dir hier von meiner Art und Weise, mit den Emotionen meiner Kindheit aufzuräumen.

Freue dich über all deine Gedanken und schreibe sie auf. Lass die Angst, den Neid, die Eifersucht, den Groll, den Zorn und alle Gedanken, die dich schwächen, heraus. Egal welche Gedanken es auch sind, schreibe sie nieder. Es müssen keine Sätze sein,
Worte, Dialoge, Beschimpfungen, lass alles heraus. Fülle einen Notizblock, ein Büchlein oder ein Word Dokument damit.
LASS ALLES HERAUS.

Eine Last fällt ab! Jetzt gibt es meist noch ein kleines Problemchen - die Scham! Auch die Scham ist ein "antrainiertes Emotiönchen", das nicht zu dir gehört.

Übe dich im schamlos sein, nur für dich. Diese Hürde zu schaffen ist nicht ganz bequem, jedoch sehr einfach. Du erlaubst dir, deine Gedanken auf Papier zu bringen, oder… du nimmst einen Crash-Kurs - so wie ich das einmal gemacht habe:

Nach einem Tagesseminar sind alle Teilnehmer abends in einer Pizzeria zusammengekommen. Mein Thema war "schamlos sein". Der Vortragende sagte zu mir: "Na los, Silvia, dass ist deine Chance, die Scham - sich in den Mittelpunkt zu stellen - loszuwerden. Leg dich hier mitten in der Pizzeria auf den Boden und genieße die Aufmerksamkeit!"

Nach einer gefühlten Ewigkeit und dem unaufhörlichem Bohren des Vortragenden...

lag ich am Boden, in einer Pizzeria. Ich muss gestehen, dass ich da nicht alleine lag, es hat mir eine sehr liebe "Dame" aus der Gruppe beigestanden und sich mit mir auf den Boden gelegt. Ihr hat das gar nichts ausgemacht. Obwohl sie ganz und gar eine Dame war, bzw. ja, noch immer ist. Da lagen wir nun, die Kellner waren in Aufruhr, sie dachten, uns ist vom Essen schlecht geworden. Die anderen Gäste, das Lokal war gerammelt voll, waren sehr verwundert und kamen, um uns zu betrachten. Das war es dann mit meiner Scham "im Mittelpunkt zu stehen".

Du kannst das jetzt viel intimer umsetzen, nur für dich - es macht dich locker und füllt dich mit Leichtigkeit. Oder du legst dich mal in der Öffentlichkeit auf den Boden, um zu sehen... Naja, das muss ja nicht sein. Mach deinen Gedanken den Garaus, indem du sie willkommen heißt, sie niederschreibst, um sie dann im besten Falle zu verbrennen. Du schreibst dich frei. Schreiben ist ein Kanal, eine Öffnung, um die Energie raus zu lassen und deine Überzeugungen zu schwächen. So kannst du bald neue Überzeugungen in dir abspeichern. Überzeugungen, die dir ein selbstbestimmtes Leben in Freude und Leichtigkeit garantieren. Damit unterstützt du hochfrequente Wellen in dir wie die Leichtigkeit, die Freude, die Dankbarkeit usw.

Deine Gedanken verwöhnen dich mit Ideen, mit Inspiration, mit Kummer oder Ängsten, sie zeigen dir, wonach du dich sehnst und wovor du dich fürchtest. Wenn du es zulässt! Erkenne einfach, was dich schwächt, ohne es zu bewerten, und lass es los.

Tipp:

Ich habe immer ein kleines Büchlein bei mir. Wann immer mich ein Gedanke mit einer Idee verwöhnen möchte, lass ich es zu und schreibe ihn auf. Ich bewerte keinen einzigen meiner Gedanken. Wenn es doch passiert, erkenne ich es und schreibe es sogleich auf. Mein Gedankenmeer wird immer ruhiger und sanfter. Die Art meiner Gedanken verändert sich stetig. Das macht sich in meinem Leben bereits bemerkbar!

Sei achtsam mit dir, mit deinen Gedanken und deinen Worten. So wirst du immer achtsamer deinen Mitmenschen gegenüber und sie werden achtsam mit dir. Du wirst wertschätzend handeln, für dich und andere, und gleichzeitig wirst du wertgeschätzt werden. Denn alles, alles was du denkst, wird sich in deinem Leben manifestieren.

Denke und schreibe dich frei - wer weiß vielleicht wird ja mal ein Bestseller daraus ;-) oder ein stimmungsvolles Lagerfeuer!

Diese bewusste Übung gleicht einem Training. Du trainierst Fähigkeiten, die dich zu deinen ur-eigenen Anlagen, Wertvorstellungen. Verhaltensweisen und Fähigkeiten führen. Diese Attribute werden von klein auf von der Gesellschaft, den Eltern, dem ganzen Umfeld traktiert und verändert.

Erlaube dir zu sein, wer du wahrlich bist!

Bin ich wirklich ein Familienmensch oder wollte ich ursprünglich lieber als Freigeist in der Welt herumreisen. Wollte ich Lehrer werden oder war es der einfachere Weg, sich nicht mit dem Vater anzulegen und meine Mutter nicht zu enttäuschen?
Ein Kind muss sich der Familie, in die es hineingeboren wird, anpassen und justiert seine Werte, Verhaltensweisen und Fähigkeiten im Normalfall danach. Die ur-eigenen Anlagen bleiben allerdings, diese sind unveränderlich, sie schwingen in dem Kind, dem Teenager, der Erwachsenen als Sehnsucht immer mit. Diese Schwingung, diese Frequenzen gilt es mit der

Grundtonübung freizulegen. Mit der Stimmanalyse findest du deinen Grundton, mit dem Tönen kommst du zu deinen ur-eigenen Anlagen, deiner Kraftquelle.

Jeder sollte all das werden können, wozu er bei der Geburt die Fähigkeiten mitbekommen hat.

(Thomas Carlyle)

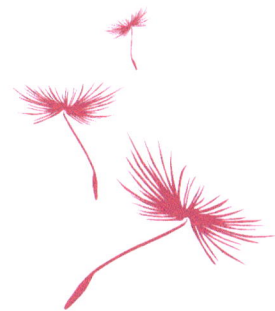

Erfahrungsberichte

Die Erfahrungsberichte im folgenden Kapitel sind ein Übertrag aus dem Buch Körperstimmklang das nicht mehr erhältlich ist.

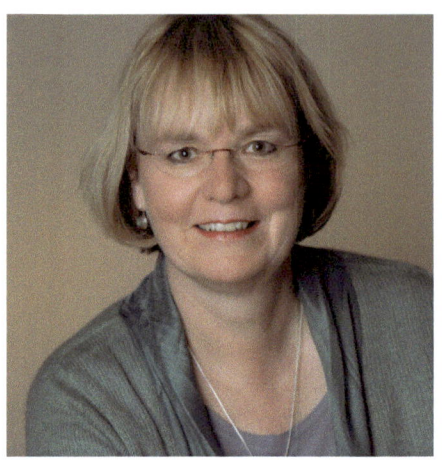

Astrid Gövert
Heilpraktikerin und Klangtherapeutin,
NadaBrahma-Stimmanalystin

Stimme als Ausdruck des Seins

(von Astrid Gövert)

Unsere Stimme bringt unser Inner(st)es nach außen. Ist sozusagen unser Ausdruck in die Welt. Wer kennt nicht das Flattern der Stimme, wenn man aufgeregt ist? Manchmal gar verschlägt es uns ganz die Sprache und wir können nichts mehr sagen. Über unser Ohr dringen die Stimmen anderer Menschen in uns ein. Der Hörsinn nimmt dabei sehr differenziert wahr und hört kleinste Dissonanzen heraus. Deshalb ist es so spannend zu sehen, wie jemand gestimmt ist.

In meiner „Praxis für beschwingtes Sein" arbeite ich viel mit der Nada-Brahma Stimmanalyse®. Es ist immer wieder spannend, welche Stimmbilder sich zeigen und wie sie zu den Menschen passen. Im Gespräch mit den Klienten erläutere ich das Stimmbild und stelle es auf den Prüfstand des Klienten. Denn nur der kann sagen, was stimmt und was nicht. Die Erfahrung bestätigt die hohe Aussagekraft des Stimmbildes, denn nahezu alle Beschreibungen werden als stimmig bestätigt.

Manchmal ergibt die Messung zwei oder mehr gleich hohe Töne. Dies ist ein Hinweis auf eine Verstimmung. Die NadaBrahma Lehre sagt klar: jeder Mensch hat einen einzigen Grundton, der ihn sein Leben lang begleitet. Ist der Mensch in seiner Mitte, drückt sich das im Stimmbild über einen klar ausgeprägten Grundton aus. Im Fall von mehreren gleich hohen Tönen pirschen der Klient und ich uns über die Ton-Eigenschaften an die Aussage heran, welcher dieser Töne wohl der Grundton sein kann.

So auch im Sommer 2016 als André, 27, eine Stimmanalyse bei mir gebucht hat. Er war zu diesem Zeitpunkt in einer Phase der beruflichen Neuorientierung. Aktuell in Teilzeit angestellt, wollte sich André parallel mehr auf sein Massage-Angebot konzentrieren. Doch der innere Kompass war nicht genordet und die Lösung nicht klar zu erkennen.
Dies drückte sich auch im ersten Stimmbild mit einer Doppelspitze aus: zwei Töne, das D und das CIS sind gleich stark. Wir sind im Gespräch in-

tensiv auf die Eigenschaften der beiden Töne eingegangen. Doch es ergab sich keine klare Tendenz zu einem dieser beiden Töne.

In so einem Fall gebe ich den Ton G für die Grundtonübung mit. G ist der Ton, der für alle Menschen hilfreich ist, weil G der verbindende Ton der Menschen ist. Mit G gelang es André, Klarheit in sein Stimmbild zu bekommen. Ein knappes halbes Jahr hat er mit dem G gearbeitet.

André drückt seine Erfahrung mit dem Tönen so aus: „Für mich ist die Grundton-Übung regelmäßige Morgenroutine. Gleich nach dem Aufstehen stimme ich so meinen Körper und kalibriere mich auf den Tag. Das Tönen hat mir viel Gefühl für die eigene Stimme gegeben. Menschen melden mir zurück, wie angenehm sie meine Stimme empfinden. Anders als beim körperlichen Fitnesstraining, bei dem man schnell spürt wie die Muskeln wachsen, ist die Trainingswirkung des Tönens anders. Ich habe anfangs keinen so deutlichen Effekt gespürt. Der Effekt kam durch das regelmäßige Tun. Ich habe kleine, feine frequenzielle Veränderungen wahrgenommen. Der Effekt des Tönens ist vergleichbar mit einer Kurve, die anfangs nur leicht ansteigt, dann aber Schwung entwickelt und steil nach oben ansteigt. Nach zwei bis drei Monaten war es auf einmal ganz klar! Die Blockade und Orientierungslosigkeit lösten sich auf in Klarheit und Sicherheit. Konkret ausgedrückt: Ich baue gerade meine eigene Firma auf (www.massage-mit-herz-muenchen.de) und bin als Operations Manager in Vollzeit tätig, habe Mitarbeiterverantwortung. Ich nehme keine Umwege mehr und spüre sofort, ob es in die richtige Richtung geht."

Diese Entwicklung drückt sich auch ganz klar im Stimmbild aus, das wir im Februar 2017 bei der Nachkontrolle sehen: Ganz klar hat jetzt der Ton D die Nase vorn.

André: „Es fühlt sich toll an – ich war total neugierig auf die Kontrolle – und überrascht, wie deutlich sich mein Ton zeigt und wie stimmig das auch zur Entwicklung meines Lebens passt. Das erste Mal tönen mit meinem Ton D war Gänsehaut-Feeling pur. Es war wie Eintauchen in meine Harmonie, ich fühlte mich sehr angekommen in meinem Körper."

www.astrid-goevert.de

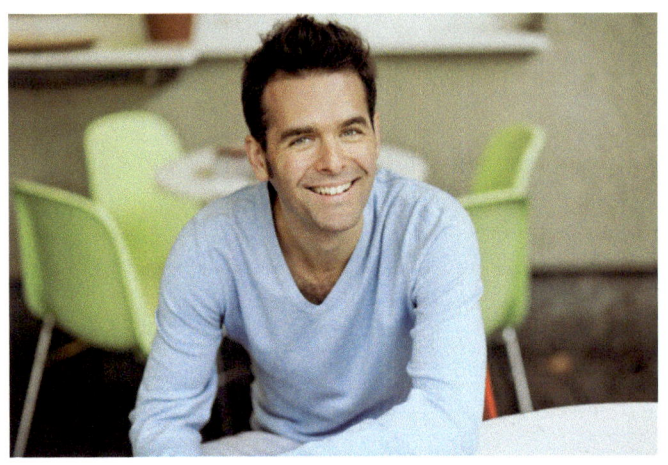

Mag. art. Florian Hackspiel
Regisseur, Schauspieler,
NadaBrahma Stimmanalytiker

Rollenspiele?

(von Florian Hackspiel)

Auf der Suche nach Authentizität auf der Bühne kam ich während meines Schauspielstudiums an der Kunstuniversität Graz mit der Stimmanalyse in Berührung. Ein Kollege meinte damals: „Ich habe meine Stimme analysieren lassen und kenne jetzt meinen Grundton. Es ist ein G. Jetzt weiß ich, wie ich mich einsprechen kann, um auf der Bühne mehr Authentizität zu erlangen."
Das machte mich sehr neugierig. Zwei Jahre später hatte ich meine Ausbildung zum NadaBrahma Stimmanalytiker bei Friedrich Leitner absolviert.

In dieser Ausbildung habe ich nicht nur den Nutzen über die Kenntnis seines eigenen Grundtones für den Beruf des Schauspielers kennengelernt, sondern auch, wie dieses Wissen im Alltag positive Auswirkungen erzielt. Selbst Shakespeare meinte einst: „Die ganze Welt ist Bühne und alle Frauen und Männer bloße Spieler, sie treten auf und gehen wieder ab."
(Aus dem Stück „Wie es euch gefällt".)

Nun ist die spannende Frage, wie authentisch wir diese verschiedenen Rollen tagtäglich spielen. Einmal sind wir Kind, einmal Elternteil, einmal Partner, einmal Freund, einmal Fahrgast, einmal Kunde, einmal Fußgänger, einmal Autofahrer, einmal Urlauber, einmal Vermieter, einmal Neuling, einmal Allergiker ... die Liste ist schier unendlich.

Es geht nicht nur um Authentizität sondern auch darum, wie durchlässig wir in all diesen Situationen sind. Welche dieser Rollen spielen wir am liebsten? Welche Beschäftigungen sind nur auferlegte Konditionierungen und welche unsere ureigensten Bestimmungen? Wie schnell schalten wir um und wie „rein" und „unvorbelastet" gehen wir von der einen in die nächste Rolle über? Wie viel Ballast tragen wir ständig im Unterbewusstsein reihum weiter?

Im Laufe unseres Lebens widerfahren uns sehr viele Ereignisse, Gedanken, Meinungen, Schicksale, Errungenschaften, Begegnungen etc. Die äußeren Umstände prägen unser Inneres und unser Inneres gestaltet das Umfeld. Doch was war zuerst da: Das Huhn oder das Ei?

In unserer lauten und nie rastenden Welt ist es oft nicht einfach, bei sich zu bleiben. Das eigene Gedankenkarussell ist laut und schnell genug, um uns aus unserer Mitte zu reißen. Die äußeren Einflüsse „unterstützen" uns zusätzlich dabei, uns immer mehr von uns selbst zu entfernen.

Bei einer NadaBrahma Stimmanalyse® erfährt man seinen eigenen Grundton. Mit der einfachen Grundtonübung, die nicht länger als 11 Minuten täglich in Anspruch nimmt, kann man seine eigene Schwingung stärken. Dies bedeutet nicht nur eine Stärkung des Körpers auf Zellebene, sondern auch eine Reinigung des emotionalen Speichers. So kann sich der Körper von all seinen aufgeladenen Konzepten und Konditionierungen lösen und wieder frei, pur und ohne Vorbehalt die Welt wahrnehmen.

Hier schließt sich der Kreis zu meinem Beruf des Regisseurs und Schauspielers. Es macht Sinn für mich, diese Grundtonübung zu machen, um meine Emotionen und Gefühle auf der Bühne ohne Deckelung und ohne persönliche Vorbelastungen zu erfahren respektive zu spielen.

Dies gilt auch für das wahre Leben. Es geht bei der Stimmanalyse nicht darum, ein sorgloses Dasein ohne Widerstände und Probleme zu führen, sondern darum, die Welt mit all ihren Gewürzen, Ereignissen und Veränderungen wieder pur wahrnehmen zu können und ganz nebenbei auf nondualer Ebene mühelos wieder zu seinen eigenen Wurzeln zurückzufinden. Wenn ich auf meinem Grundton schwinge, kann ich mit meiner ureigensten Schwingung die Welt wahrnehmen und mich mit meinem Ton an der großen kosmischen Symphonie beteiligen. Mein Grundton stärkt mich in allen Lebenslagen und in all meinen Rollen. Trotz verschiedener Auflagen, die ich scheinbar erfüllen muss, bleibe ich so meiner Bestimmung treu und werde, Kraft meiner Stimme, mit jener Energie (Energie = Schwingung = Klang) versorgt, die meinem Ich innewohnt.

www.hackspielplan.at

mail@hackspielplan.at

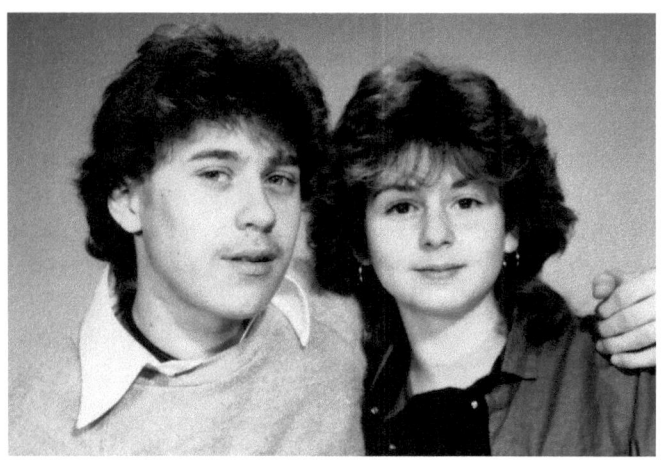

Heike Harders
Stimmfrequenzanalyse, Rhythmustherapie

Beziehung – Block-ADE!

(von Heike Harders)

Seit vielen Jahren arbeite ich daran in meinen eigenen Rhythmus zu kommen und vor allem darin zu bleiben. Immer wieder finden sich Ereignisse, die noch befriedet werden dürfen.

Nach der Geburt meiner Tochter Klara 2009 hatte ich noch einiges mehr auf den Rippen und es bewegte sich nichts. 2012 hatte ich endgültig die Nase voll und habe mit einer Freundin für mich selbst eine Stimmfrequenzanalyse zum Thema Gewicht gemacht. Es zeigte sich eine gestörte Frequenz, die sich meinem Lebensalter 14/15 zuordnen ließ. Schnell war klar, es geht um meine erste große Liebe „Mike". Zu diesem Zeitpunkt war ich überzeugt davon, dass ich kein Problem mehr mit ihm habe.

Erstaunlich war, wenige Tage zuvor begannen Mike und ich uns nach mehr als 27 Jahren über Facebook zu schreiben. Zufall? An besagtem Tag saß ich also bei meiner Freundin Ingrid in Hamburg. Sie ist eine begnadete Heilerin und wir begannen, an meinem Thema zu arbeiten. Ich werde das nie vergessen. Ich saß auf ihrem Teppich im Wohnzimmer und wir begaben uns auf eine Reise ins Jahr 1985. Plötzlich stieg eine Flut von Gefühlen in mir auf. Es rauschten neben Scham und Trauer auch unfassbare Glücksgefühle, Freude und Lust durch mich hindurch. Sollte diese alte Geschichte das alles blockiert haben?

Rückblickend betrachtet bin ich über die Jahre zu einem Eiswürfel erstarrt, ohne es wirklich zu bemerken. Dieser Eiswürfel wurde in nur einer Sekunde zu Wasserdampf und brodelte von nun an in mir. Ich fühlte mich wieder!!! Es kam mit so einer Wucht, dass ich froh war, auf dem Boden zu sitzen.

Später erzählte mir Mike, dass er zu exakt derselben Zeit in Magdeburg auf einem Parkplatz war und vor lauter heftigen Gefühlen fast umgekippt wäre. Sowas hatte er noch nie zuvor erlebt.

Mike und ich waren damals 6 Monate fest zusammen. Wir verbrachten mit einer kleinen Notlüge sogar über Pfingsten 4 Tage und Nächte allein miteinander. Wir liebten uns sehr und konnten ganz offen reden. Es knisterte gewaltig zwischen uns. Dann planten wir unser erstes Mal und verabredeten uns dafür. Doch die Aufregung war zu groß und so klappte nichts wie geplant. Schon dabei – noch kurz davor, bekam ich Angst. Ich traute mich nicht, es ihm zu sagen. Zum Glück hat er es gespürt und konnte auch nicht. Ich habe mich so geschämt, dass ich nicht mit ihm darüber sprechen konnte. Dann habe ich das "einfach" verdrängt.

Die Ferien kamen und wir waren den gesamten Sommer voneinander getrennt. Ich hatte einen neuen Freund und habe irgendwie so getan, als gäbe es ihn nicht. Obwohl er im Haus gegenüber wohnte, sind wir uns fast nie begegnet. Kurz darauf hatte auch er eine neue Freundin.

Wir haben unsere Beziehung nie wirklich beendet, einfach Deckel drauf, umgedreht und neu angefangen.

Was das für Auswirkungen auf mein ganzes Leben hatte, weiß ich erst jetzt. Mike und ich haben Ende 2012 ganz viel geredet, geschrieben und vor allem haben wir ganz liebevoll unsere Beziehung von damals beendet. Danach änderte sich mein halbes Leben. Ich verlor ohne es zu merken ganz schnell 7 kg. Plötzlich war ich frei und habe mich intensiv gefühlt. Ich war wie wachgeküsst. Als ich meinen nächsten Partner hatte, bemerkte ich, dass ich endlich ganz leicht Orgasmen bekommen kann. Früher war das eher schwierig und selten.

Heute folge ich viel mehr meinem Herzen als meinem Kopf. Ich möchte nie wieder zu einem Eiswürfel erstarren. Und ich helfe Menschen dabei, in ihren Rhythmus zu kommen und die Blockaden der Vergangenheit zu lösen. Block-ADE!

Mike und ich sind gute Freunde. Interessant ist auch, dass die Frequenz die ich für meinen Grundton halte, exakt die doppelte von Mike's ist. Für mich sind wir Zwillingsseelen. Ich hätte nie gedacht, wie hoch der Preis ist, den wir zahlen, um ein unangenehmes Gefühl zu „vergessen". Ich habe mir alle Beziehungen, die danach kamen noch einmal intensiv angeschaut und mit jedem Frieden kommen mehr Leichtigkeit, Freiheit und Lebensfreude.

www.LebeDeinenRhythmus.de

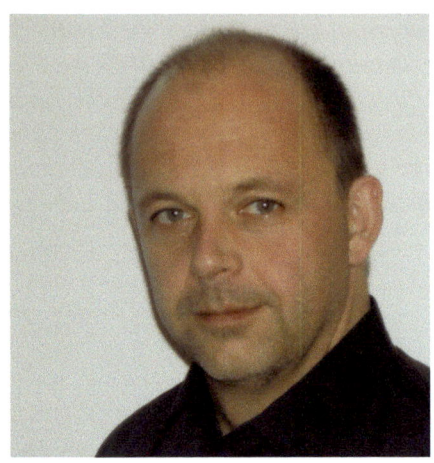

Reinhold Klauner
NadaBrahma Stimmanalyse® Ausbildung

Türöffner zu deiner verborgenen Schatzkammer
(von Reinhold Klauner)

Es war Frühjahr 2010, ich war im 45. Lebensjahr und befand mich gerade in der größten Lebenskrise meines bisherigen Lebens. Das waren die Umstände, die mich zu Friedrich Leitner und seiner Seminarreihe „Advaita – Die Lehre des Glücks" geführt hatten. Im Teil drei dieser Seminarreihe beschäftigten wir uns mit NadaBrahma, diesem alten Wissen aus den Veden. Eine Grundtonbestimmung vervollständigte den Eindruck von den gewaltigen Möglichkeiten, die dieses Wissen jedem bietet. Es war nur ein logischer Schritt, die Ausbildung zum NadaBrahma Stimmanalytiker und Business-Stimmanalytiker zu machen, erkannte ich doch, dass ich durch dieses Wissen und das Vertrauen in die Erkenntnis über mich selbst erst zu dem werden konnte, was ich bereits war.

Die NadaBrahma Stimmanalyse® bestärkte mich, endlich auf meine innere leise Ahnung zu hören, mir selbst zu vertrauen und nicht immer die Meinung von anderen einholen zu müssen. Dies gab mir unglaubliches Selbstbewusstsein und die nötige Ruhe und Gelassenheit, endlich die Dinge umzusetzen, die schon lange in mir keimten und nun endlich reif waren, praktiziert zu werden. Durch das Akzeptieren meiner Stärken, Schwächen und Potenziale, die durch eine Person bestätigt wurden, die mich vorher nicht wirklich kannte, kam ich in einen Flow, der bis heute nicht aufgehört hat zu wirken.

Seitdem habe ich hunderten Menschen ein ähnliches Erleben und Fühlen vermitteln können, die mir unendlich dankbar waren, dass ich sie einerseits auf die Spur zu sich selbst und andererseits in eine Unabhängigkeit führen konnte, die sie sich vorher so nicht vorstellen konnten. Speziell bei jungen Menschen mache ich immer wieder die gleiche Erfahrung. Diese Menschen wissen sehr genau, wo sie stehen und was sie möchten, nur sind sie geprägt von vielen Beeinflussungen und Irrtümern, weil sie gelernt haben, anderen mehr zu vertrauen als sich selbst. Wenn ich ihnen dann als Stimmanalytiker Dinge sage, die eigentlich nur sie selbst wissen können, in Bezug auf ihre Stärken, Schwächen und Potenziale, dann blühen sie richtiggehend auf.

Es ist wie ein Türöffner zu ihrer verborgenen Schatzkammer, in der sie dann zu kramen anfangen und Ergebnisse hervorbringen, die ihnen niemand vorher zugetraut hätte.

Solche Erfahrungen und der Umstand, dass ich dadurch meinen ganz persönlichen Heilklang erfahren kann, der mir hilft, ein Leben lang unabhängig von anderen mein eigener Therapeut und Heiler zu sein, machen dieses Wissen so wertvoll und treiben mich an, diese Erkenntnisse an so viele Menschen wie möglich weiterzugeben. Das war der Hauptgrund, warum ich im Frühjahr 2013 Friedrich Leitner versprochen habe, seine NadaBrahma Stimmanalyse® Ausbildungsseminare nach seinem Ableben weiterzuführen, da es auch ihm besonders wichtig war, dass dies in der Welt seinen Platz findet.

www.stimmanalyse.at

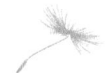

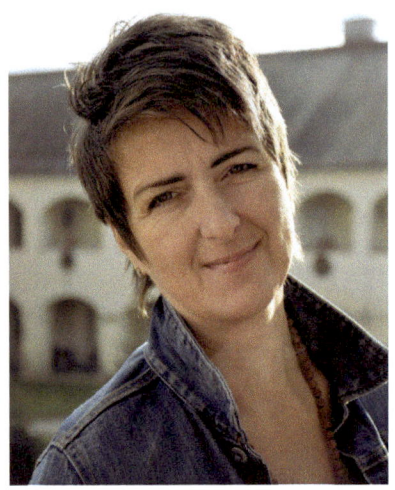

Silvia Wessely
Stimmanalytikerin

Harmonische Beziehungen
(von Silvia Wessely)

Das Thema Partnerschaftsanalysen hat mich schon während meiner Ausbildung zur Nada Brahma Stimmanalytikerin sehr begeistert. Harmonische zwischenmenschliche Beziehungen könnten uns Frieden bringen. Die Partnerschaftsanalyse hat großes Potential, die Schwere aus unseren Beziehungen herauszunehmen. Mein großes und überdimensionales Bild dazu ist: Frieden auf der Welt!

Ich fing bei mir selbst an und analysierte die Stimmen von mir und meiner Tochter, sowie von mir und meinem Partner. Die Erkenntnis, wie der andere tickt, machte das Zusammenleben um vieles leichter.
Niemand braucht beleidigt zu sein oder böse, weil der andere dies oder das tut. Menschen haben bestimmte Fähigkeiten in sich angelegt oder eben nicht. Wenn ich genau weiß, welches Potential, welche Talente oder Schwächen mein Gegenüber in sich trägt, dann erübrigt sich alles andere. Jedes Problem kann mit einem Lächeln aus der Welt geschafft werden. Wenn man es möchte!

Ein besonders schönes Erlebnis hatte ich nach der Analyse mit meinem Lebenspartner Wolfgang. Ich als Grundton F habe den Ton C als Herzton, die Quinte sitzt immer im Herzen! Mein Partner ist Grundton C, also mein Herzton – ist das nicht schön? Mein Partner aktiviert bei mir meine Herzqualitäten. Als ich das im folgenden Modul der Ausbildung erzählte, sagte mein Ausbildner Reinhold: „Dein Herzton als Partner – den wirst du nie wieder los – das ist eine starke Verbindung!" Alle waren ganz gerührt ;-) Ich auch!

Das Thema Partnerschaftsanalyse wird nur sehr zögerlich angenommen. Die Angst, „mit dem falschen Partner" verheiratet bzw. mit dem falschen Geschäftspartner verbunden zu sein, dominiert. Diese Angst ist jedoch völlig unbegründet. Die Paare, die bei mir eine Partnerschaftsanalyse machten, profitieren ungemein von der gegenseitigen Wertschätzung und der Leichtigkeit, die in ihren Beziehungsalltag eingezogen ist.

Sie gehen jetzt ganz anders mit Herausforderungen um. Sie haben für sich Rituale und Möglichkeiten gefunden, um Disharmonien aus der Welt zu schaffen, wissen, wie sie auf den anderen zugehen können, um die Situation zu entschärfen. Manchmal verstummen Partner, wenn sie „verletzt" werden bzw. sich so fühlen. Das hat oftmals mit einem im Unterbewusstsein angelegten Schutzmechanismus zu tun und überhaupt nichts mit einem Desinteresse am Klären der Situation. Dieser Mensch kann nicht darüber sprechen, sie/er verstummt tatsächlich! Wenn man so jemandem Vorwürfe macht, dann ist das so, als ob man zu einem Fisch sagt, er soll fliegen! Wenn man über solche Kleinigkeiten Bescheid weiß, kann man einander helfen. Einem Paar habe ich z.B. folgenden Vorschlag gemacht:

Der verstummte Partner zündet eine Kerze an, somit weiß der andere, dass er das Gespräch hilfreich und achtsam anleiten muss und soll. Er muss dem Partner aus der „Verstummung" helfen. Mit der Zeit wird es immer leichter, bis das Problem letztendlich aus der Welt ist. Jedes Paar, privat oder beruflich, sollte sich gemeinsam dieses Wissen über den anderen aneignen.

Denn, wenn wir uns diese Welt anschauen, dann sehen wir, dass nur das Verständnis, für die Grundanlagen des Anderen, die Ruhe und den Frieden bringen kann.

Jeder Mensch hat seine eigenen Veranlagungen, eigene Talente und seinen ur-eigenen Rhythmus! Jedem von uns sollte es erlaubt sein diese Anlagen im jeweiligen Rhythmus zu leben. Fangen wir am besten bei unseren Kindern an. Ein Kind wird nicht glücklich und erfolgreich im Rhythmus der Eltern oder anderer Bezugspersonen. Auch dieser kleine Mensch hat schon seinen eigenen Rhythmus, seine eigenen Anlagen und Talente, Wertvorstellungen und ganz besondere Fähigkeiten.

Dieses Buch soll dir, helfen dein Leben wieder in die Selbstbestimmung zu führen. Unsere Kinder können wir in dieser Selbstbestimmung lassen und von ihnen lernen. Nur in der Selbstbestimmung kannst du dich entfalten und mit Leichtigkeit glücklich werden bzw. glücklich sein.

Selbstbestimmung – Stimmung – Stimme!

Viel Freude und stimmungsvolle Grüße
Silvia Wessely, Nada Brahma Stimmanalytikerin®, Spiegelgesetz-Trainerin,
Workshop Leiterin, Autorin

www.silvia-wessely.com

Kraftquelle Stimme - Dein Training

Mit den nachfolgenden Übungen habe ich dir ein einfaches Trainingsprogramm zusammengestellt, das du problemlos in deinen Alltag einbauen kannst. Viel Freude!

Möchtest du das Training in Form von Videoanleitungen erhalten?
Logge dich kostenfrei auf der Seite **www.nadabrahma.gr8.com** ein.

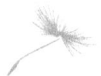

Aufgrund meiner Erfahrung kann ich die folgenden Übungen guten Gewissens empfehlen. Geh in die Übungen mit einer Portion Achtsamkeit und Selbstverantwortung hinein.

Richtiges Atmen!

80% aller Menschen, die zur Stimmanalyse kommen oder auf meinen Workshops und Seminaren sind, atmen nur halb!

Der Atemstrom geht nur bis in den Brustkorb. Das bedeutet, dass die Verbindung zum ganzen Körper fehlt. Somit fehlt die Kraft für ein „ganzes Leben". Menschen, die nur halb atmen, leben auch nur halb.

Sobald man anfängt den ganzen Atem, das ganze Leben zu trainieren, steigt der Energielevel, steigt die Lebensfreude. Manchmal kommen vorab auch negative Emotionen hervor. Die lässt du dann einfach vorbeiziehen, schreibst sie auf und verbrennst sie.

Gut, nun zur Übung!

Leg dich flach auf den Rücken, du kannst gerne auf einer Couch liegen, es muss nicht der Boden sein. Leg dir ein Buch oder einen halbwegs schweren

Gegenstand auf deinen Bauch. Nun atme ein, der Gegenstand geht hoch.
Atme aus, der Gegenstand geht runter! Stell dir einen Timer ein, mach das
mindestens 3 Minuten lang, mehrmals am Tag.

Steigerung der Übung:

Setz dich aufrecht auf einen Sessel. Mit dem Po an die Sesselkante, der Rü-
cken ist gerade. Lege eine Hand auf deinen Bauch. Atme ein, dein Bauch
wird dick. Atme aus, dein Bauch geht wieder in Richtung Wirbelsäule. Übe
das mindestens 3 Minuten lang, mehrmals am Tag. Wenn du das gut be-
herrscht - werde in der Atmung immer schneller.

Zieh diese Übung in den Alltag rein, denke mehrmals am Tag an deine
Bauchatmung. Schon bald ist sie im Alltag integriert.

Diese Atemübung ist auch ein tolles Bauchmuskeltraining.

Kraftquelle Stimme – die Grundtonübung

Ich selbst habe die Grundtonübung ein ganzes Jahr lang täglich praktiziert.
So habe ich in mir einen starken Anker gesetzt, Zellerinnerung aufgebaut.
Meine Zellen kennen meine Töne, und jedes AUM, auch anderswo in
einem Mantra vorkommend, aktiviert die Kraft der Grundtonübung – das
ist meine Erfahrung.

Kommt eine „Verstimmung" auf mich zu, kann ich mich über die Zellerinnerung sehr schnell wieder auf mich einstimmen. Ein paar innerlich ge-
sungene AUMs und der Fokus auf meine Absicht – das geht allerdings nur,
wenn der Anker gut gesetzt ist. Dieser „Anker" ist ein wichtiges Thema
bei meinen Stimmanalyse und Grundton Schulungen.

Über ein bestimmtes Gefühl, das in mir hochkommt und das ich vom
Tönen kenne, nehme ich die „Zellerinnerung" in mir wahr.

Die Grundton-Meditation ist ein stufenloses Tönen vom Nabel über dein Herz zur Stirnmitte. So erreichst du jeden Energiepunkt. Jeder einzelne Energiepunkt steht für eine Emotion. Bei der 12-minütigen Übung (Anleitung auf der CD), das sind 21 AUM-Wiederholungen inkl. Stille, löst sich emotionaler Schmerz. Wir ziehen ihn mit einem Glissando (stufenloses Tönen) vom Nabel nach oben, wo negative Emotionen über die Stirnmitte transformiert werden – „emotionales Recycling".

Deine Stimme kann sich entfalten und zu einem Quell der Kraft werden!

Achte darauf, dass du im „G" tönst oder in deinem persönlichen Grundton. Es gibt Unterstützung in Form einer CD, damit du ganz sicher den richtigen Ton triffst. Eine Videoanleitung zum Tönen findest du im Online-Video-Angebot unter www.nadabrahma.gr8.com

Bestimme vor dem Tönen deine Absicht, sie bestärkt immer dein Tun. Während des Tönens versuche nicht zu denken.
Jedes negative Erlebnis, jede negative emotionale Situation, ob beobachtet, selbst erlebt oder verursacht, lagert sich im Körper ab. Es sind emotionale Blockaden die sich in deinem Emotional-Körper, zwischen Nabel und Stirnmitte, ablegen. So werden deine natürlichen Frequenzen in diesem Bereich mit negativen Frequenzen, also Emotionen, belegt. So verstimmst du dich und dein Leben mit der Zeit. Die Schwingung beim Tönen muss den richtigen „Punkt" treffen, um emotionale „Verunreinigungen" nachhaltig zu lösen. Nach ein paar Tön-Einheiten spürst du bereits, ob du mit deinen Tönen richtig liegst. Der richtige Punkt? Der Nabel, das Herz und die Stirnmitte als Wegweiser!

Du erinnerst dich an die drei Oktaven deines Körpers? Die mittlere Oktave umfasst den Emotional-Körper. Dieser reicht vom Nabel bis zum Stirnmittelpunkt (drittes Auge). Um deine ur-eigenen Anlagen, Werte, Fähigkeiten und vieles mehr hervorzuholen, beschäftigen wir uns jetzt mit deinem Emotional-Körper. Dort findet deine „Grundreinigung" statt!

Wenn ein Bauer die beste und teuerste Saat auf ein „saures" Feld ausbringt, nützt ihm das gar nichts. Vorher muss der Nährboden basisch und sauber sein. Das erreichst du mit der Grundtonübung, im Emotional-Körper befindet sich dein Nährboden.

Die Grundtonübung ist ein All inclusive Paket!
Atemübung - Meditation - Klangübung - Stimmübung am persönlichen Grundton

Mit dieser Übung reinigst du dich und du löst die schmerzlichen Emotionen nach und nach aus dir heraus. Wir tönen im „Om", in den Sanskrit Buchstaben A U M. Wir ziehen das Silben-Mantra dabei vom Nabel bis zur Stirnmitte.

Es ist sehr wichtig beim Tönen vom „A" den Mund weit zu öffnen.
Kreisrunder Mund beim „U".
Beim „M" angekommen: Lippen sanft aufeinander legen – deine Zunge liegt am Gaumen.

Nach dem „M" bist du im völlig ausgeatmeten Zustand und gleitest in die absolute Stille. Du atmest erst wieder ein, wenn du mit der nächsten Runde AUM beginnst.

Deine Grundtonübung

Lass dich per Video anleiten! Logg dich kostenfrei ein:
www.nadabrahma.gr8.com

Also los ... bevor du alles zusammenführst, übst du vorab die einzelnen Schritte:

Du beginnst mit „A" und lenkst deine Aufmerksamkeit zum Nabel.
Schließe die Augen, atme durch die Nase ein, mach den Mund weit auf, als würdest du gähnen, und lass mit deinem Ausatemstrom ein „A" entstehen

– spüre eine Vibration rund um den Nabel. (Öffne den Mund noch weiter, wenn du keine Vibration spürst.)

Übe das ein paar Mal hintereinander, bevor du weiter gehst.

Atme wieder ein, lege den Fokus diesmal auf dein Herz, mit kreisrundem Mund lass im Ausatemstrom ein „U" entstehen.

Übe das ein paar Mal hintereinander, bevor du weiter gehst.

Atme wieder ein, diesmal mit Fokus zur Stirnmitte. Mit sanft geschlossenem Mund lässt du jetzt im Ausatemstrom ein „M" entstehen.

Übe das ein paar Mal hintereinander, bevor du jetzt diese drei Schritte zusammenführst und das A U M in einem Schwung durchtönst.

Deine Augen bleiben während des Tönens immer geschlossen.

Atme durch die Nase ein, mach den Mund weit auf, als würdest du gähnen, und lass mit dem Ausatemstrom ein „A" entstehen – forme gleich den kreisrunden Mund und lass ein „U" entstehen – lege deine Lippen sanft aufeinander und lass den Ausatemstrom mit einem „M" ausklingen.
Wenn du leer geatmet bist, bleibe für ca. 6 Sekunden in dieser Stille. Danach atme wieder ein und beginne mit dem AUM von vorne.

Es gibt, unterstützend zu jedem Grundton, eine CD, die dich anleitet. Zum einen, damit du die richtigen Töne findest, zum anderen als Hilfe, um vom „A" zum „U" und schließlich ins „M" zu kommen.

Die sechs Sekunden Stille sind der Höhepunkt jedes AUMs. Die Stille ist der Raum aller Möglichkeiten. Hier begegnest du deiner Kraftquelle.

Zelltonmeditation

Du kannst diese Meditation auch mit schöner Hintergrundmusik um € 8,- kaufen. Hier der Link: **www.zelltonmeditation.gr8.com**

Einleitung:
Bevor du beginnst beantworte dir 4 Fragen!

Was bedeutet für dich Wohlbefinden?
Was bedeutet für dich Wohlstand?
Wie fühlst du dich, wenn du Selbstsicherheit ausstrahlst?
Wie fühlst du dich, wenn all deine Zellen vor Freude springen und tanzen?

Schreibe dir die Antworten kurz auf! Wenn die Worte „Wohlbefinden", „Wohlstand" und „Selbstsicherheit" während der Meditation zum Thema werden, ist deine individuelle Bedeutung für dich klar und du kannst ohne nachzudenken eintauchen... Viel Freude dabei!

Am wichtigsten bei dieser Meditation ist dein Wohlbefinden. Du kannst liegen oder sitzen - fühle dich wohl, achte auf eine aufrechte Haltung und fang einfach an.

Meditation:
Atme durch deine Nase in den Nabel, *öffne deinen Mund, lass den Ausatem durch den geöffneten Mund nach außen strömen. Der Nabel ist das Zentrum deines Körpers, deines Seins. Atme durch die Nase ein und durch deinen Mund wieder aus. Von hier aus ist es dir möglich, Wohlbefinden, Wohlstand, Erfolg und Selbstsicherheit über deine Energiebahnen, in deinen Körper zu senden und jede einzelne Zelle damit zu programmieren. Hier findet Erdung statt. Atme tief in den Nabel ein, deine Bauchdecke hebt sich und senkt sich. Beim Ausatmen öffne deinen Mund. Lass jetzt beim Ausatmen einen Ton an die Oberfläche kommen. Einatmen und mit einem Ton, der gerne raus möchte, ausatmen. Lass ein sanftes A aus dir strömen. (mehrmals) Selbstsicherheit, Wohlbefinden, Wohlstand fließen durch dich. Selbstsicher-*

heit einatmen – jede Zelle badet jetzt in Selbstsicherheit. Atme ein paar Takte selbstständig weiter, genieße deine Selbstsicherheit.

PAUSE

Wir gehen jetzt in das Herzzentrum. *Atme in dein Herz und durch geöffneten Mund wieder aus, forme den Mund dabei zu einem U, forme einen Kussmund. Lenke deinen Atem in dein Herz. Atme ein in das Zentrum der Freude und der Liebe - verströme diese Qualitäten über deine Energiebahnen im ganzen Körper. Alle deine Zellen nehmen Freude, Liebe und Kreativität auf. Atme durch die Nase ins Herz. Über den geöffneten Kussmund ausatmen. Jetzt lass beim Ausatmen einen Ton kommen - ein sanftes U.*
Atme ein, in deinem Rhythmus, atme in dein Herz und durch den Kussmund wieder aus.
Atme ein paar Takte selbstständig weiter und genieße die Freude und die Liebe, die all deine Zellen nährt.

PAUSE

Wir gehen jetzt in das dritte Zentrum, *zur Stirnmitte. Konzentriere dich beim Einatmen auf deine Stirnmitte, dein spirituelles Auge. Beim Ausatmen geh sanft über die Nase, lass den Mund geschlossen, die Lippen liegen sanft aufeinander und leg deine Zunge auf den Gaumen. Beim Ausatmen entströmt dir ein leises Hmmmm, lass deine Lippen sanft vibrieren. Atme nach oben zu deiner Stirnmitte, hier sitzt deine Intuition, deine Wahrnehmung, hier findest du den Weg zu deiner Quelle. Einatmen, Zunge an den Gaumen und Hmmmmm. Atme ein paar Takte selbstständig weiter, genieße deine Selbstsicherheit, dein Wohlbefinden. Spüre den Wohlstand, wie er in dir aufkeimt*

PAUSE

Wir gehen jetzt ein Stück weiter nach oben, über deinen Kopf, dem Sitz deiner Quelle.

Atme noch ein Stück weiter nach oben, atme aus so wie es für dich passend ist. Beim Einatmen geh nach oben, beim Ausatmen lass die Freude und die Liebe aus deiner Quelle über dich fließen - Beim Einatmen zieh den Atem über den Nabel zum Herz zur Stirn zur Quelle, mittig nach oben. Deine Quelle überschüttet dich im Ausatmen mit Liebe, ein Feuerwerk an Farben und Lichtfunken fließen über dich – deine Zellen springen und tanzen vor Freude. Dankbarkeit ist jetzt in dir fest verankert! Genieße diese wundervolle Kraft. Lass einen Kreislauf entstehen, lass dich von dieser Energie umkreisen, so wie du es wahrnimmst – genauso ist es richtig. Lass dich von der Dankbarkeit verzaubern.

Genieße diesen Kreislauf so lange es gut für dich ist. Wenn er versiegt, bleib noch ein bisschen in der Stille. Hier kannst du dich erkennen. Stell dir vor wie dein Energiefeld rund um dich gewachsen ist, unendlich nach oben und vorne und hinten und unten. Du bist in eine Energiewolke der Dankbarkeit gehüllt. Atme in diese Energiewolke 3x ein und aus – Dankbarkeit – Dankbarkeit – Dankbarkeit!*
Spüre deine Zellen, wie sie tanzen und springen vor Freude.

Bevor du jetzt langsam und sanft in diese Welt zurück kehrst, versprich dir folgendes: Ich bin dankbar! **JETZT!**

Ein Mensch, der den Grundton seiner Stimme gefunden hat, hat auch den Schlüssel zu seinem Leben gefunden. Das wunderbarste an der Stimme ist, dass man an ihr nicht nur den Charakter, sondern auch die Entwicklung eines Menschen erkennen kann. Sein wahres Wesen drückt sich in seiner Sprechstimme aus.

(Hazrat Inayat Khan)

Fragen?

Muss ich zum Tönen meinen eigenen Grundton kennen?

„Jein", der Sonnenton „G" ist für alle Menschen gleich wertvoll. Er erdet – und hilft, den Grundton zu stärken. Menschen, bei denen sich wegen massiver Verstimmung bei der ersten Analyse kein Ergebnis zeigt, tönen die ersten vier Wochen mit „G", um die Verstimmung zu dämmen. Danach ist in den meisten Fällen der Grundton klar zu erkennen. Dabei spielt immer das eigene Leben eine Rolle. Wenn ein Mensch sehr disharmonisch lebt, zeigt sich das Ergebnis manchmal etwas zögerlicher. Wenn es um das Lösen der „Verkalkungen" deiner Nadis geht, dann brauchst du unbedingt deinen eigenen Grundton.

Wie kann mein Grundton gemessen werden?

Deinen Grundton ermittle ich mit der Stimmanalyse und er wird, wie jeder Ton, in Frequenzen gemessen. Die Stimmanalyse dauert ca. 1,5 Std. Wir nehmen die Frequenzen in deiner Stimme auf und analysieren diese dann.Bevor du zur Stimmanalyse kommst, beachte bitte diese Vorbereitungsregeln:
Zwei Stunden vorher nicht mehr schlafen und nicht mehr essen. Ausreichend Wasser trinken. Auch keine Anstrengung und keinen Sport betreiben. 30 Minuten vor der Stimmanalyse nicht mehr sprechen oder bei Gesprächen zuhören. Kein Radio, keine Musik! Wenn du bei mir in der Praxis ankommst, achte weiterhin auf die Stille. Nach der wortlosen Begrüßung fangen wir sofort mit deiner Frequenzaufzeichnung an.
Die Vorbereitung ist wichtig, damit du so gut wie möglich noch in deiner eigenen Stimmung bist. Eine Stimmanalyse wird am besten am Vormittag oder am frühen Nachmittag gemacht.

Wie kann ich selbst zu Hause tönen?

Wenn du nicht gerade ein Instrument spielst oder mit dem Singen so vertraut bist, dass du ganz sicher den richtigen Ton für deine Übung findest, solltest du die CD dafür verwenden. Sie führt dich im richtigen Ton vom

AUM in die Stille. Auf der CD befindet sich eine Spur zum Tönen der 21 AUMs (12 min), eine weitere Spur um 108-mal AUM zu tönen (Tiefen-Meditation nach Lust und Laune) und ein Mantra für Kraft und Stärke im richtigen Ton.

Wird sich dein Leben verändern?

Nein, wenn du das Buch liest und nicht handelst. Ja, wenn du dieses Wissen umsetzt und dran bleibst.

In deinem Ton zeigt sich das Leben, das du führst. Selbstbestimmt – oder eben verstimmt. Das Tönen stärkt deine ureigenen Talente. Sie sind dir in die Wiege gelegt worden, aber oft durch Erziehung, Schule oder andere Einflüsse wieder abhandengekommen. Du kannst diesen Schatz wieder heben!

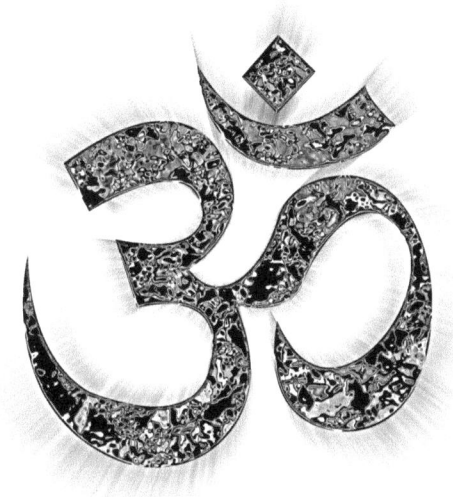

**Wenn Du das Universum verstehen willst,
dann denke in Kategorien wie Energie,
Frequenz und Vibration!**

(Nikola Tesla)

Empfehlungen:

Online-Training:
Ersetze deine Ängste gegen Rhythmus
www.silvia-wessely.com/rhythmus-ersetzt-angst

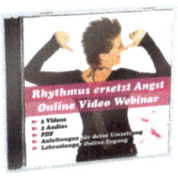

Silvia Wessely: **Beziehung braucht Stimmung**
(erscheint im März 2019)
www.beziehung-braucht-stimmung.at

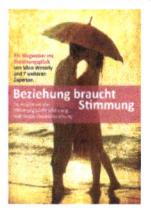

Zelltonmeditation
www.zelltonmeditation.gr8.com

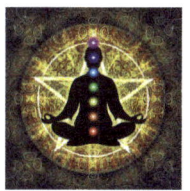

Dr. Joe Dispenza
„Ein neues Ich"

Dr. Bruce Lipton
„Intelligente Zellen"

Dr. Masaru Emoto
„Die Heilkraft des Wassers"

Alexander Lauterwasser
„Wasser - Musik"

Sat Hari Singh
„Mantras im Kundalini"

Vielen Dank an alle Unterstützenden:

Stimmanalyse München
www.astrid-goevert.de

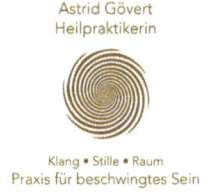

Stimmanalyse Kremsmünster
bettina.wedl@gmx.at

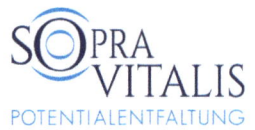

Stimmanalyse Bruck an der Mur
christian.schlagbauer@gmx.at

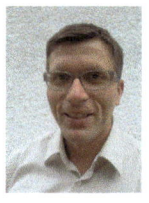

Stimmanalyse Horn
http://steinhauser.pranavita.at

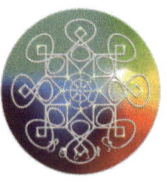

Stimmanalyse Grein
www.grundtonstudio.at

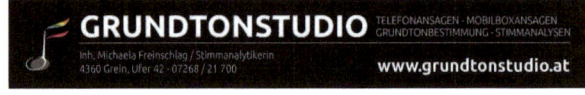

Barbara Liera Schauer
http://derkleineyogi.at

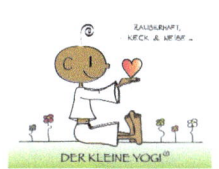

Wolfgang Abfalter
www.abfalter.eu

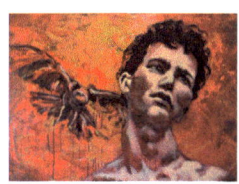

Menschen wachsen
www.menschen-wachsen.eu

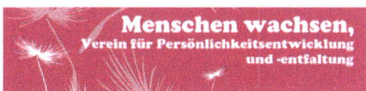

Planetengesang
dain.sabine@gmail.com

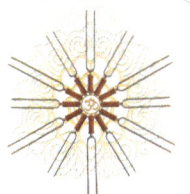

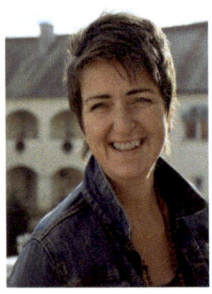

Silvia Wessely
Expertin für Nada Brahma Stimmanalyse®, Autorin,
Spiegelgesetz-Trainerin

Hier findest du das im Buch beschriebene Training im Video Format.
Kostenfrei einloggen, Videos per mail erhalten:
www.nadabrahma.gr8.com

Nada Brahma Stimmanalyse® – Grundton – Seminare,
Workshops in Österreich, Deutschland und Urlaubsseminare am Meer
www.silvia-wessely.com